JN204160

牛の乳房炎 Q&A

Q&A

基礎と臨床の視点から一問二答形式で解説

日本乳房炎研究会 編　　河合一洋・林 智人 監修

緑書房

発刊によせて

　乳房炎に代表される泌乳器疾患は，乳用牛等に係る病傷病類別事故のなかで，最も事故件数が多く，世界中でも最大の問題です。乳房炎は病原微生物の乳房内感染によって引き起こされ，乳質ならびに泌乳量の低下を招く疾病です。酪農家は，乳房炎によって生産乳量・乳品質の低下，乳牛の淘汰更新費，治療費，出荷制限期間の生乳廃棄などの損失を被り，経済的な損失は年間 800 億円と推定されています。臨床症状の見えない潜在性乳房炎による乳量および乳質低下も加味すると，乳房炎全体の損害はさらに甚大となります。

　現在，乳房炎の多くは抗菌薬を用いた治療が中心に行われており，乳房炎牛の生乳や食肉からのメチシリン耐性黄色ブドウ球菌（MRSA）の検出も世界的には報告され，食肉，牛乳を介して耐性菌がヒトに伝播していく可能性も示されています。2015 年 5 月に世界保健機関（WHO）において「薬剤耐性に関するグローバル・アクション・プラン」が採択され，翌月の G7 エルマウサミット，2016 年の G7 伊勢志摩サミットでも薬剤耐性問題が主要議題の 1 つとして扱われました。我が国においても，「薬剤耐性対策アクションプラン」が関係閣僚会議においてとりまとめられ，薬剤耐性の発生・伝播機序を明らかにする研究や，新たな予防・診断・治療法などの開発に資する研究を推進するとされました。よって，環境に対する負荷も多大であることから，我が国のみならず世界的に乳房炎の防除，早期診断，治療に関しては，多くの研究者によって研究がなされてきました。

　しかしながら，多くの努力にもかかわらず，未だ乳房炎に対する満足な治療法は開発されておらず，乳房炎発症は減少しているとは言えないのが現状です。乳房炎発症の原因と誘因は多岐にわたり，さらにそれが複雑に関連していることから，問題点を一つひとつ的確に解決していくことが，新しい治療法や予防法の開発につながると確信しています。乳房炎の発症と解決すべき問題の様相は時代とともに変化しており，乳房炎の防除には酪農家の現状を把握・整理した臨床研究に，新しい発想を積極的に取り入れた基礎研究を組み合わせることが乳房炎研究のさらなる発展に必要となります。

　このような現状のなか，本書『牛の乳房炎 Q&A』では乳房炎に対する疑問を基礎系研究者と臨床系研究者が分かりやすく解説するという，まったく新しい形態の解説書としてまとめられました。本書は『臨床獣医』で連載された「基礎と臨床で深めよう！　乳房炎 Q and A」をベースに新規項目を大幅に加え，酪農家，獣医師，基礎系研究者，指導・普及関係者に理解しやすく，役立つ解説書になっていると確信しています。

乳房炎原因微生物として，ブドウ球菌類や大腸菌群などの細菌は防除法に関連した情報も多く，臨床現場で役立っていますが，ほかの乳房炎原因菌の「乳房炎の病態」に関する情報は少ないことから，本書ではこれらについてまとめてみました。例えば，マイコプラズマ，人獣共通感染症病原体プロトセカ，*Trueperella pyogenes* などの発生状況や治療法などに加え，「乾乳期における黄色ブドウ球菌」「大腸菌群による甚急性乳房炎」の項目もあります。また，「未経産牛乳房炎の発生要因と対策」「乳房炎と繁殖機能」といったあまり取り上げられない情報についても，牛床衛生，暑熱ストレス，搾乳ロボット牛舎，HACCP などの「搾乳・環境衛生の要因」に焦点を当てて解説しました。

　さらに，「乳房炎ワクチン」「抗炎症剤グリチルリチン」「プロバイオティクス生菌剤」「乳汁中抗菌タンパク質」など，抗菌薬への依存度を軽減する乳房炎発症予防に関する最新情報は，今後の発展性が期待されます。

　食糧の増産と環境負荷の協調解決が急務な時代となり，効率的に乳房炎を克服し，環境に対する影響を軽減する研究・技術開発が急がれています。そのためにも，乳房炎発症の防除法，実用的な早期診断法，抗菌薬への依存度を軽減する治療法の開発に，本書が役に立つ情報を提供できればと思うしだいです。それによって，より酪農家，臨床系研究者，基礎系研究者の三者間の距離が縮まることを願っています。

　2018 年秋

日本乳房炎研究会会長

麻生　久

◆監修者・執筆者一覧 (五十音順)

監修者

河合一洋（かわい　かずひろ）
　麻布大学　獣医学部　獣医学科　衛生学第一研究室

林　智人（はやし　ともひと）
　国立研究開発法人　農業・食品産業技術総合研究機構　動物衛生研究部門

執筆者

赤松裕久（あかまつ　ひろひさ）・・・・・・・・・・・・・・・・・・・・・・・・・・・・・・・・・第 3 章　Q27
　静岡県畜産技術研究所

麻生　久（あそう　ひさし）・・・・・・・・・・・・・・・・・・・・・・・・・・・・・・・・・・・第 2 章　Q19
　東北大学　大学院農学研究科附属　食と農免疫国際教育研究センター

石山　大（いしやま　だい）・・・・・・・・・・・・・・・・・・・・・・・・・・・・・・・・・・・第 1 章　Q10
　千葉県農業共済組合連合会　西部家畜診療所八千代出張所

磯部直樹（いそべ　なおき）・・・・・・・・・・・・・・・・・・・・・・・・・・・・・・・・第 3 章　Q23，Q29
　広島大学　大学院生物圏科学研究科　陸域動物生産学講座

板垣昌志（いたがき　まさし）・・・・・・・・・・・・・・・・・・・・・・・・・・・・・・・・・第 1 章　Q9
　日本 IMI 研究所

市居　修（いちい　おさむ）・・・・・・・・・・・・・・・・・・・・・・・・・・・・・・・・・・・第 3 章　Q26
　北海道大学　大学院獣医学研究院　基礎獣医科学分野　解剖学教室

伊藤隆晶（いとう　たかあき）・・・・・・・・・・・・・・・・・・・・・・・・・・・・・・・・・第 1 章　Q3
　愛知県農業共済組合　家畜診療所

内田利美（うちだ　としみ）・・・・・・・・・・・・・・・・・・・・・・・・・・・・・・・・・・・第 2 章　Q14
　酪農とちぎ農業協同組合　業務部診療課

梅原健治（うめはら　けんじ）・・・・・・・・・・・・・・・・・・・・・・・・・・・・・・第 2 章　Q12，Q18
　有限会社ベッセル　獣医環境衛生研究所

榎谷雅文（えのきだに　まさふみ）・・・・・・・・・・・・・・・・・・・・・・・・・・第 2 章　Q12，Q14
　北海道デーリィマネージメントサービス有限会社

大谷昌之（おおたに　まさゆき）・・・・・・・・・・・・・・・・・・・・・・・・・・・・・・・第 2 章　Q11
　日本甜菜製糖株式会社

大塚浩通（おおつか　ひろみち）・・・・・・・・・・・・・・・・・・・・・・・・・・・・・・・第 2 章　Q15
　酪農学園大学　獣医学群　獣医学類　生産動物医療分野　生産動物内科学 1

大林　哲（おおばやし　てつ）・・・・・・・・・・・・・・・・・・・・・・・・・・・・・・・・・第 1 章　Q2
　十勝農業共済組合　幕別家畜診療所　（兼）　家畜部家畜指導課

小櫃剛人（おびつ　たけと）・・・・・・・・・・・・・・・・・・・・・・・・・・・・・・・・・・・第 2 章　Q17
　広島大学　大学院生物圏科学研究科　陸域動物生産学講座

貝　健三（かい　けんぞう）・・・・・・・・・・・・・・・・・・・・・・・・・・・・・・・・・・・第 1 章　Q9
　共立製薬株式会社　生産本部　つくば工場　品質管理課

片岡　康（かたおか　やすし）・・・・・・・・・・・・・・・・・・・・・・・・・・・・・・・・・第 1 章　Q10
　日本獣医生命科学大学　獣医学部　獣医学科　獣医微生物学教室

加納　塁（かのう　るい）・・・・・・・・・・・・・・・・・・・・・・・・・・・・・・・・・・・・第 1 章　Q3
　日本大学　生物資源科学部　獣医学科　獣医臨床病理学研究室

河合一洋（かわい　かずひろ）・・・・・・・・・・・・・・・・・・・・・第 1 章　Q1，第 3 章　Q27，Q30
　前掲

菊　佳男（きく　よしお）・・・・・・・・・・・・・・・・・・・・・・・・・・・・・・・・・・・第 3 章　Q22
　国立研究開発法人　農業・食品産業技術総合研究機構　動物衛生研究部門

栗木　建（くりき　けん）・・・・・・・・・・・・・・・・・・・・・・・・・・・・・・・・・・・第 3 章　Q24
　共立製薬株式会社　営業技術部　技術課

小千田圭吾（こせんだ　けいご）・・・・・・・・・・・・・・・・・・・・・・・・・・・・・・・第 3 章　Q25
　北海道中央農業共済組合　上川北支所　士別家畜診療所

小林　謙（こばやし　けん）‥‥‥‥‥‥‥‥‥‥‥‥‥‥‥‥‥‥第2章　Q20
　北海道大学　大学院農学研究院　基盤研究部門　畜産科学分野　細胞組織生物学研究室

篠塚康典（しのづか　やすのり）‥‥‥‥‥‥‥‥‥‥‥‥‥‥‥第1章　Q6，Q7
　麻布大学　獣医学部　獣医学科　衛生学第一研究室

杉山美恵子（すぎやま　みえこ）‥‥‥‥‥‥‥‥‥‥‥‥‥‥‥第1章　Q7
　愛媛県農業共済組合　大洲家畜診療所

鈴木真一（すずき　しんいち）‥‥‥‥‥‥‥‥‥‥‥‥‥‥‥‥第2章　Q19
　鈴木家畜診療所

鈴木保宣（すずき　やすのぶ）‥‥‥‥‥‥‥‥‥‥‥‥‥‥‥‥第2章　Q13
　有限会社あかばね動物クリニック

大慈祐介（だいじ　ゆうすけ）‥‥‥‥‥‥‥‥‥‥‥‥‥‥‥‥第3章　Q21
　千葉県農業共済組合連合会　東部家畜診療所

髙橋俊彦（たかはし　としひこ）‥‥‥‥‥‥‥‥‥‥‥‥‥‥‥第2章　Q18，Q20
　酪農学園大学　農食環境学群　循環農学類　畜産衛生学研究室

高橋秀之（たかはし　ひでゆき）‥‥‥‥‥‥‥‥‥‥‥‥‥‥‥第2章　Q13
　国立研究開発法人　農業・食品産業技術総合研究機構　生物系特定産業技術研究支援センター

鳥羽雄一（とば　ゆういち）‥‥‥‥‥‥‥‥‥‥‥‥‥‥‥‥‥第2章　Q17
　知多大動物病院　三重分院

長澤裕哉（ながさわ　ゆうや）‥‥‥‥‥‥‥‥‥‥‥‥‥‥‥‥第3章　Q25，Q28
　国立研究開発法人　農業・食品産業技術総合研究機構　動物衛生研究部門

野地智法（のち　とものり）‥‥‥‥‥‥‥‥‥‥‥‥‥‥‥‥‥第1章　Q8
　東北大学　大学院農学研究科附属　食と農免疫国際教育研究センター

秦　英司（はた　えいじ）‥‥‥‥‥‥‥‥‥‥‥‥‥‥‥‥‥‥第1章　Q5
　国立研究開発法人　農業・食品産業技術総合研究機構　動物衛生研究部門

林　智人（はやし　ともひと）‥‥‥‥‥‥‥‥‥‥‥‥第1章　Q1，第3章　Q21，Q24，Q30
　前掲

樋口豪紀（ひぐち　ひでとし）‥‥‥‥‥‥‥‥‥‥‥‥‥‥‥‥第1章　Q2
　酪農学園大学　獣医学群　獣医学類　衛生・環境学分野　獣医衛生学ユニット

久枝啓一（ひさえだ　けいいち）‥‥‥‥‥‥‥‥‥‥第1章　Q6，第3章　Q23，Q29
　愛媛県農業共済組合　南予家畜診療所

平井綱雄（ひらい　つなお）‥‥‥‥‥‥‥‥‥‥‥‥‥‥‥‥‥第1章　Q5
　元・北海道立総合研究機構　畜産試験場

平間拓栄（ひらま　たくえい）‥‥‥‥‥‥‥‥‥‥‥‥‥‥‥‥第3章　Q22
　宮城県農業共済組合　県南家畜診療センター

松田敬一（まつだ　けいいち）‥‥‥‥‥‥‥‥‥‥‥‥‥‥‥‥第2章　Q15
　宮城県農業共済組合　家畜診療研修所　診療指導課

三浦道三郎（みうら　みちさぶろう）‥‥‥‥‥‥‥‥‥‥‥‥‥第2章　Q16
　ミウラ・デーリィ・クリニック

三木　渉（みき　わたる）‥‥‥‥‥‥‥‥‥‥‥‥‥‥‥‥‥‥第1章　Q4
　北海道農業共済組合連合会　研修所

三好志朗（みよし　しろう）‥‥‥‥‥‥‥‥‥‥‥‥‥‥‥‥‥第2章　Q16
　エムズ・デーリィ・ラボ

森本和秀（もりもと　かずひで）‥‥‥‥‥‥‥‥‥‥‥‥‥‥‥第1章　Q8
　広島県立総合技術研究所　畜産技術センター　育種繁殖研究部

山下祐輔（やました　ゆうすけ）‥‥‥‥‥‥‥‥‥‥‥‥‥‥‥第3章　Q26
　北海道中央農業共済組合　上川北支所　美深家畜診療所

山中典子（やまなか　のりこ）‥‥‥‥‥‥‥‥‥‥‥‥‥‥‥‥第2章　Q11
　国立研究開発法人　農業・食品産業技術総合研究機構　動物衛生研究部門

渡部　淳（わたなべ　あつし）‥‥‥‥‥‥‥‥‥‥‥第1章　Q4，第3章　Q28
　国立研究開発法人　農業・食品産業技術総合研究機構　動物衛生研究部門

（所属は2018年10月現在）

目次

口絵

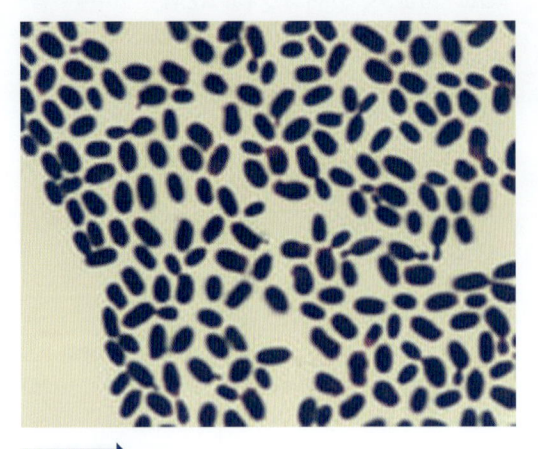

本文参照　Q1　P.17

図1　酵母様真菌鏡検像（×1,000）

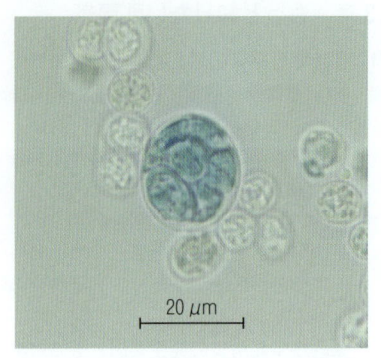

20 μm

中央の大きい細胞が母細胞で，そのなかで多数の娘
細胞が生育している。娘細胞が成長すると母細胞の
細胞壁が壊れ，なかから娘細胞を放出させる。母細
胞の周囲にある小型の細胞が放出された娘細胞
ラクトフェノールコットンブルー染色

本文参照　Q3　P.24

図1　プロトセカの鏡検像（×1,000）

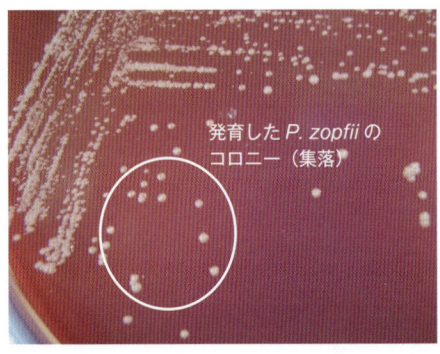

発育した *P. zopfii* の
コロニー（集落）

見慣れればほかの微生物のコロニーと区別できるようになる

本文参照　Q3　P.27

図2　大小不同，灰白色，扁平，不定形な
P. zopfii のコロニー

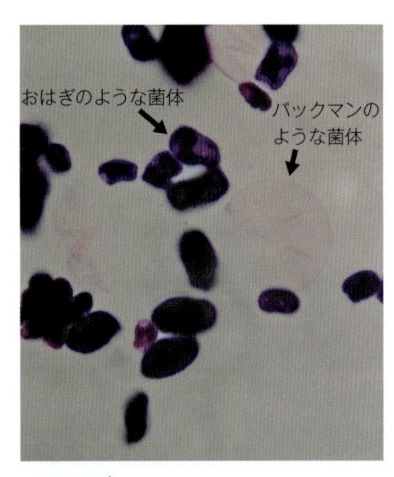

おはぎのような菌体

パックマンの
ような菌体

本文参照　Q3　P.27

図3　グラム染色された *P. zopfii* の菌体

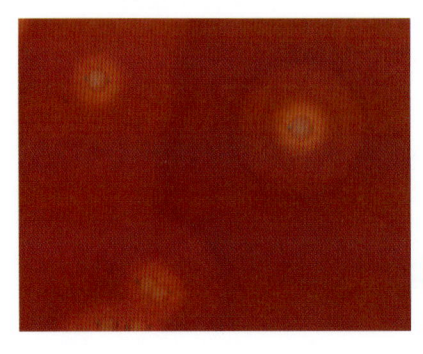

（写真提供：十勝乳房炎協議会）

本文参照　Q5　P.36

図1　血液寒天培地上の SA

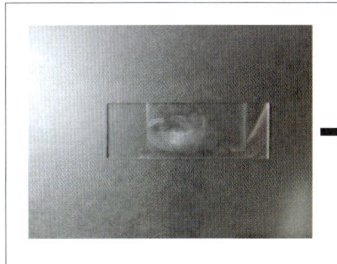 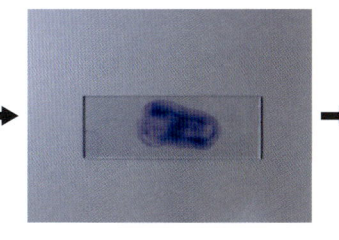 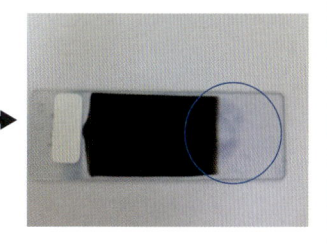

1. 綿棒で乳汁をスライドグラスに塗布する

2. 風乾後，ディフ・クイック® を使用して迅速簡易ギムザ染色を行う（菌体を染色する）

3. 水洗・風乾後，墨汁1滴をカバーグラスを使って塗抹する（莢膜の背景を染色する）

4. 風乾後，青丸部分を鏡検する

本文参照　Q7　P.48　図2　莢膜二重染色の方法

クレブシエラ

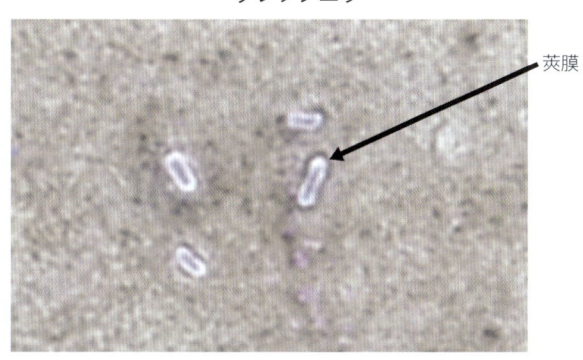

莢膜

本文参照　Q7　P.48　図3　乳房炎乳汁の莢膜二重染色像（×1,000）

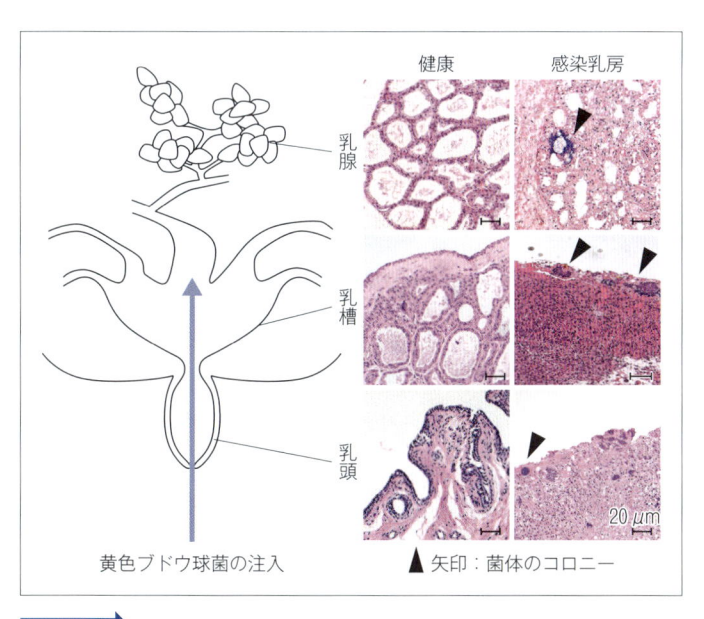

健康　　感染乳房

乳腺

乳槽

乳頭

黄色ブドウ球菌の注入

▲ 矢印：菌体のコロニー

20 μm

本文参照　Q25　P.142　図1　実験感染させた乳房内の SA の局在

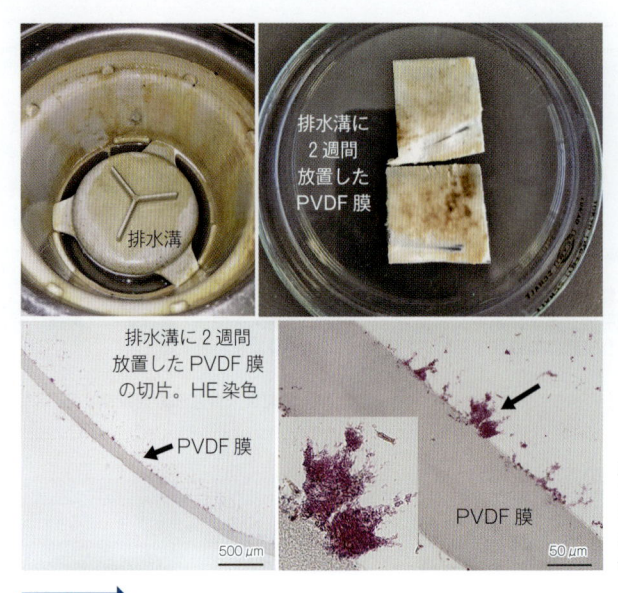

所有者の同意を得て，排水溝に PVDF 膜（ウエスタンブロット用）を貼り付け，2 週間放置した。その後，ホルマリン固定し，切片の HE 染色像を観察した。膜の表面には様々な微生物が付着しており，拡大像では細菌の集合体がドーム状にせり出して菌塊を形成している（矢印）

本文参照　Q26　P.148

図2　バイオフィルムの形態

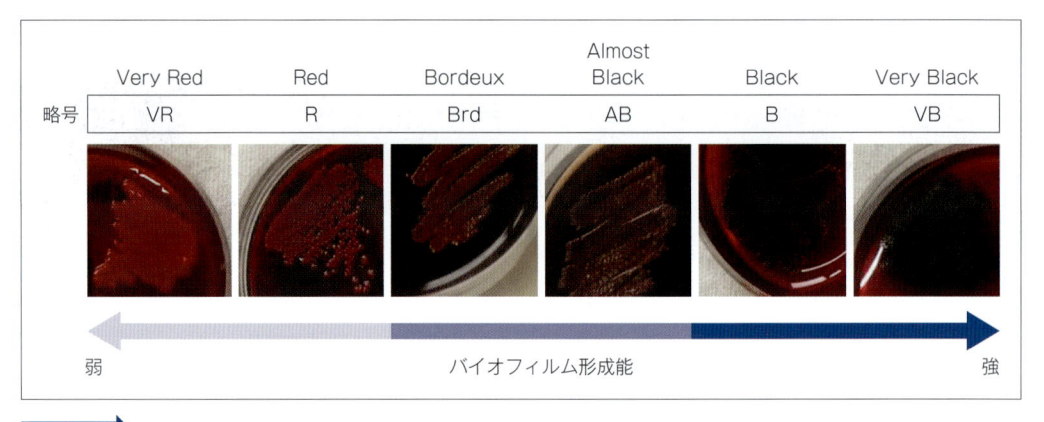

本文参照　Q26　P.150　図1　CRA でのコロニー色調に基づいたバイオフィルム形成能判定

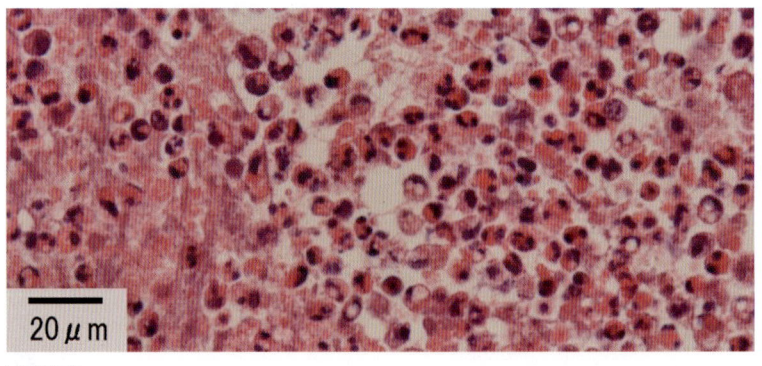

HE 染色像

本文参照　Q28　P.169　図1　SA 乳房炎乳に観察された凝塊の組織切片

第1章
乳房炎の治療と予防

酵母様真菌を原因とした乳房炎の発生状況とその対応

乳房炎原因微生物のブドウ球菌類や大腸菌群などの細菌については，防除法に関連した情報も多くあり，臨床現場で役立っています。一方で，難治性乳房炎の原因にもなる酵母様真菌は，その発生状況や臨床現場での対応策の情報はあまり多くありません。我が国の酵母様真菌の乳房炎発症状況や臨床現場での対応策などを教えてください。

A1 基礎系研究者の視点から

・真菌による臨床型乳房炎の発症率は，細菌によるものと比べて低頻度ではあるが，国内でも一定の割合で発生している。
・現時点では乳房炎から分離された真菌種別による症状や治療に対する反応などの特徴は分かっていない。

国内での調査

酵母様真菌を原因とした牛乳房炎に関する論文や学会発表などの国内情報は，残念ながら多いとは言えません。1990 年にさかのぼり，北村らが発表した，真菌類の *Candida* spp. を原因とした乳房炎の論文[1]が唯一あるくらいでしょう。このように酵母様真菌（酵母様であっても真菌であり正式には酵母様真菌という学術用語はない）の情報は少ないながらも，臨床獣医師から血液寒天培地での増殖状況から酵母様真菌を疑う乳房炎情報が少なからずあります。実際のところ酵母様真菌を原因とした乳房炎の国内における発生状況はどうなのでしょうか？　この疑問を解決すべく，2011 年に北海道の 3 地域（石狩，網走および十勝）および本州の 2 地域（茨城県と愛知県）から採材した臨床型乳房炎の分房乳汁 3,244 検体で，その実態把握の調査が実施されました[2]。

その調査の結果，3,244 検体中 58 株の真菌が分離されました。つまり，臨床型真菌性乳房炎の発症率は全国平均で 1.8 % であることが分かり，細菌による発症率と比較し低頻度であるものの，一定の割合で真菌による乳房炎の発症があることが確認できたのです（**表1**）。地域別内訳では，最も発症率の低い地域で石狩の 1.1 %，最も高い地域で茨城県の 3.1 % であり，地域別発症率に大きな差は認められませんでした。

表1　我が国における乳房炎原因真菌の種属判別と地域別発症頻度

菌種	石狩 (N=1,220)	網走 (N=220)	十勝 (N=975)	茨城 (N=127)	愛知 (N=702)	合計 (N=3,244)
Candida albicans				1		1
Candida ethanolica					1	1
Candida maltosa				1		1
Candida parapsilosis					1	1
Candida pararugosa			1			1
Candida rugosa	1	1	1			3
Candida tropicalis	2		6		6	14
Candida novel species			1			1
Clavispora lusitaniae	1		3		1	5
Debaryomyces hansenii				1		1
Kluyveromyces marxianus			1		3	4
Pichia kudriavzevii	8	5	5	1	3	22
Yamadazyma mexicana			1			1
Trichomonascus ciferrii	1		1			2
地域別酵母原因乳房炎の発症頻度（%）	13 (1.1)	6 (2.7)	20 (2.1)	4 (3.1)	15 (2.1)	58 (1.8)

文献2より引用

　では，検出された真菌種はどのような内訳だったのでしょうか？　臨床現場での血液寒天培地を用いた培養法では「酵母様真菌」として判定することが多いと思いますが，この調査ではより詳細に分類することも目的としたので，真菌ゲノムの26S rRNAという遺伝子領域のDNA配列を比較解析する分子生物学的同定法での分離が行われました。その結果，最も多く分離された真菌は，*Pichia* spp. の *P. kudriavzevii*，次いで *Candida* spp. の *C. tropicalis* でした。1990年に北村，安里らは，*Candida maltosa* が乳房炎から分離されたことを報告していますが，この調査で *C. maltosa* は，58の分離株中1株しかありませんでした。

　表1にはこの調査で分類された乳房炎由来の真菌種を示しましたが，我が国では少なくとも7属14菌種の乳房炎原因真菌の存在が確認されました。これを一見すると国内でも多様な真菌が分類されたように思われるかもしれませんが，少し古い基準ではすべて *Candida* spp. に分類されたものです（最近は分子生物学的な解析を基に学名を決定することから，分類の細分化傾向があります）。したがって，検出された真菌のほとんどはいわば *Candida* spp. であり，乳房炎の原因となる真菌は起源を同じとしたそれほど大きな違いのない系統の菌と考えてよいでしょう。

真菌種による病原性の違いはあるのか

　現時点では乳房炎から分離された真菌種別による症状の特徴，薬剤感受性あるいは予後にどれほどの違いがあるのかまだ分かっていません。ちなみにヒトの真菌感染症でも最も

高い頻度で発生するのはカンジダ症ですが，その原因となる真菌種と乳房炎原因真菌種ではその多くが重なっています。また，ヒトのカンジダ症の治療においても，どのレベルまで菌種同定を細分化させる必要があるのかが議論になっているところです。

　今回の発症状況調査では「どのような環境あるいは飼養管理だと真菌性乳房炎が発症しやすいか？」また，「検出された真菌種ごとの抗真菌薬剤耐性は？」などの分析までには，残念ながら至っていません。これらの情報は真菌性乳房炎防除において非常に重要になると考えているので今後の研究課題にしたいと思っています。

■引用文献

1) Kitamura H, Anri A, Fuse K, et al. Chronic mastitis caused by *Candida maltosa* in a cow. *Vet Pathol.* 1990;27(6):465-466.
2) Hayashi T, Sugita T, Hata E, et al. Molecular-based identification of yeasts isolated from bovine clinical mastitis in Japan. *Vet Med Sci.* 2013;75(3):387-390.

（林　智人）

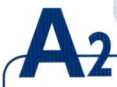

A₂　臨床系研究者の視点から

・酵母様真菌による乳房炎は発生すると治癒に時間を要する。
・一般的な抗菌性物質の投与では効果がないので，早期診断と治療指針の変更が必要である。
・予防には，牛舎環境の衛生管理と，牛を健康な状態に保つための飼養管理，菌交代現象を防ぐためにも抗菌性物質の慎重使用が重要である。

原因微生物と感染時の症状

　酵母様真菌は，ヒトの医療でも侵襲性カンジダ感染症として，重篤な真菌感染症のなかで最も高い頻度で発生している病気の原因微生物です。ヒトの方では，カンジダ症の発生は減少する気配はなく，抗真菌薬の耐性株の増加が問題となっているようです。牛の真菌性乳房炎の原因微生物はヒト由来ではなく環境由来であると考えられますが，基礎系研究者の解説のように，ヒト由来の原因真菌と牛乳房炎由来の原因真菌において共通する種が存在することから，今後，疫学的な調査も含めて注視していく必要があります。

　感染は何らかの理由で免疫能が低下した場合や，広域・複数または長期間の抗菌性物質の使用による真菌の日和見感染などが感染のリスク要因として挙げられます[1]。感染が起きると，多くの症例において著しい乳房の硬結や腫脹がみられ，乳汁中にブツ（凝塊）を多く排出します。稀に40℃以上の高熱が持続することがありますが，その割には食欲が

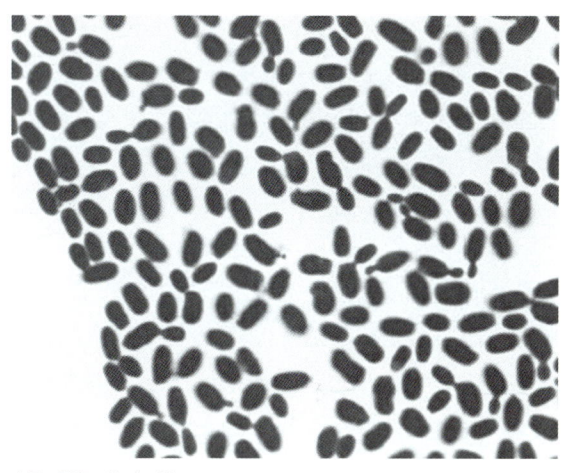

カラー写真：10ページ

図1　酵母様真菌鏡検像（×1,000）

低下しないのが特徴です。

診断と治療

　酵母様真菌は37℃，24時間の好気培養で，血液寒天培地上に乳白色の光沢のない小コロニーを形成します。グラム染色またはPAS染色で，*Staphylococci*の約5〜10倍の米粒様の大きな菌体を認め，本症と容易に診断することができます（**図1**）。場合によっては採材直後の乳汁中の凝塊を直接塗抹し，グラム染色またはPAS染色を行い，鏡検しても菌体の確認が可能です。

　治療においては，細菌を対象とする一般的な抗菌性物質の投与では効果がないため，早期診断と治療方針の変更が必要です。診断されたら速やかに抗菌性物質の投与を中止し，頻回搾乳を行いましょう。頻回搾乳だけでも50％程度の治癒率が得られるといわれています。薬剤治療としては，2％ポビヨンヨード20 mLを，1日2回3日間乳房内注入する方法や，ナイスタチン錠25万単位をすりつぶし注射用蒸留水50 mLに溶かして1日2回を5日間乳房内注入する方法がありますが，いずれも獣医師による用法外使用となるので一般的ではありません。

予防

　酵母様真菌が多く存在するのは敷料やサイレージ飼料なので，カビの生えた敷料などは使用せず，衛生管理に注意することが大切です。また，日和見感染を防ぐためには，日頃より適正な飼養管理のもと健康に飼養することが重要でしょう。さらに乳房炎の治療における抗菌薬の使用は，適正な用量用法を守ることが大切であり，過剰投与や長期間の連用などによる，菌交代現象を防ぐことが重要です。また，不衛生な乳房内への薬剤注入が感

染を助長することもあるので注意が必要です。

　以上のように，酵母様真菌による臨床型乳房炎の発生率はおよそ2%と決して頻度としては高くありませんが，発生すると治癒に時間を要する乳房炎として経済損失は大きいものです。1つの牛群でこのような乳房炎が多発した場合は，牛群の飼養管理や乳房炎に対する治療法を再考する必要があると思われます。

■引用文献

1) Kitamura H, Anri A, Fuse K, et al. Chronic mastitis caused by *Candida maltosa* in a cow. *Vet Pathol*. 1990;27(6):465-466.

（河合一洋）

Q2 マイコプラズマの微生物学的特徴と臨床的な注意点

最近，周辺の農場でマイコプラズマ乳房炎が発生しました。短期間で感染が拡大し，いくつかの農場では大きな被害が出ています。この病原体が原因の乳房炎は伝染性乳房炎に分類されることは分かっていますが，ほかの病原体と何が違うのか，その特徴や治療法および予防法について教えてください。

A1 基礎系研究者の視点から

・マイコプラズマは自身の抗原性を連続的に変化させることで生体の液性免疫から逃れるだけでなく，免疫細胞に侵入して機能を低下させ，さらにアポトーシスを引き起こす。
・マイコプラズマは菌種により病原性や治療への反応が異なるため，菌種情報は重要である。
・*M. bovis* は感染力，病原性ともに強く，迅速な対応が必要である。

マイコプラズマとアコレプラズマ

マイコプラズマは細菌に分類されますが，細胞壁がないことや多くの代謝機能を欠くなどの点で，一般細菌と大きく異なります。こうした特徴は，一見すると生物としての脆弱性があるように見えますが，実際はこれによって生体への定着をより容易なものにしています。アコレプラズマはマイコプラズマと同じ綱に分類され，培地上に形成されるコロニーも目玉焼き状ですが，生体への病原性についてはほとんど認められていません。また，コレステロールを要求しないため，環境にも広く分布しています。マイコプラズマの検査に当たっては，アコレプラズマとの区別を正確にしなければいけません（図1）。

マイコプラズマの複雑な感染経路

質問にあるように，マイコプラズマは伝染性乳房炎の原因菌に位置付けられますが，感染経路は非常に複雑です。乳頭口から侵入する「上行感染」に加えて，ほかの感染諸臓器から血液を介して乳腺に到達して感染を引き起こす「下行感染」もあります。下行感染において最も注目されているのが扁桃で，この扁桃への定着が最も起こりやすい新生子期において，その感染をいかに制御するかが乳房炎発症にも大きく関与してきます。下行感染

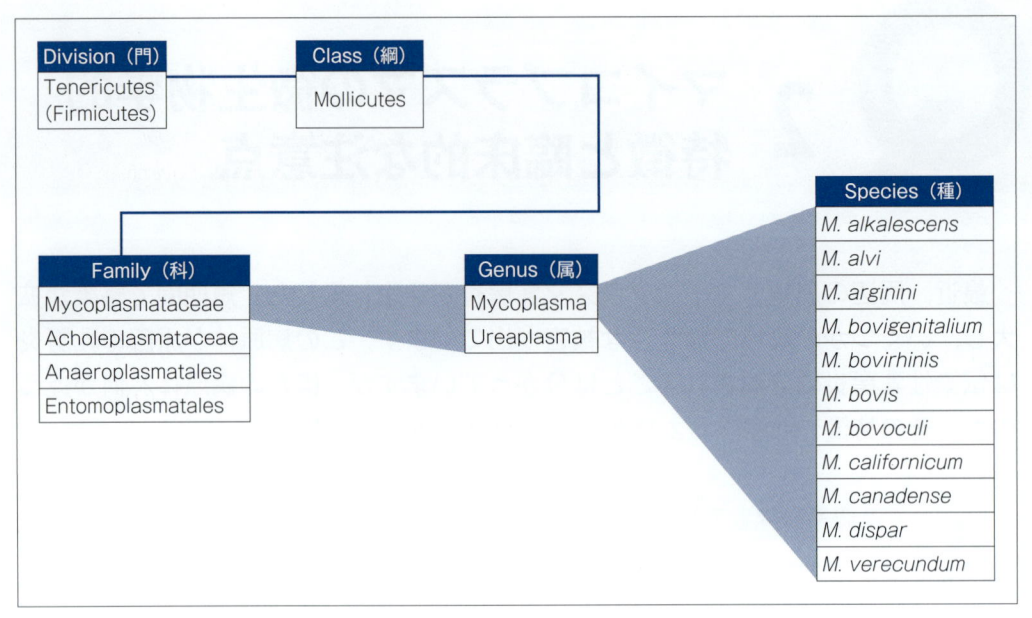

図1　マイコプラズマの分類

は，中耳炎や肺炎などを起点とする可能性も報告されていますが，近年になって子宮など の生殖器への定着も報告され，世界的に注目されています。諸外国では精液からの分離 や，流産胎子における全身感染も報告されており，今後の詳細な解析が待たれます。

巧みな免疫回避機構

　マイコプラズマ感染症は，乳房炎に限らず難治性に移行する症例が多く報告されていま す。これは，生体の免疫機能がマイコプラズマの処理をあまり得意としないためです。マ イコプラズマは自身の抗原性を連続的に変化させることで液性免疫から逃れるとともに， リンパ球やマクロファージなどに侵入することでその機能を低下させ，さらにはアポトー シスを誘導することで細胞死をもたらします。こうした特徴は*Mycoplasma bovis*で最も よく研究されています。こうした特性により泌乳量の著しい減少や泌乳停止に至った個体 で治療がきわめて難しい場合があり，獣医師の総合的な判断によって淘汰される場合もあ ります。

対応には菌種の同定が重要

　治療法については，一般的に抗菌性物質による局所治療と全身治療が同時に実施されま す。ただし，先に示した通り，重度の乳房炎症状を呈し，かつ原因が*M. bovis*である場 合は，多くの症例では積極的な治療は実施しないのが一般的です。

　予防は感染経路の遮断と積極的な監視体制の構築（検査）が重要です。定期的なバルク タンク乳スクリーニング（定期検査）に加えて，マイコプラズマ乳房炎の特徴的症状（短

【乳房炎を起こしやすい菌種】　　　　　【乳房炎を起こしにくい菌種】

■ *M. bovis*　　　　　■ *M. bovigenitalium*　　　■ *M. alkalescens*　　　■ *M. dispar*

■ *M. californicum*　　■ *M. canadense*　　　　　■ *M. arginini*　　　　■ *M. bovirhinis*

図2　マイコプラズマ乳房炎の原因菌種

期間での泌乳停止，分房間の移行など）を認める個体の随時検査，さらに市場導入牛の着地検査や自家産初産牛の検査も本病の予防に有効です。現在では遺伝子解析の技術も向上し，菌種の同定も容易になりました。マイコプラズマは菌種によって病原性が異なるため，それを考慮した現場対応が必要になります。例えば，*M. bovis* は農場内での感染力が非常に強いため，迅速な対応が必要な菌種です。また，同菌種による臨床型乳房炎では十分な治療効果が望めないため，淘汰などを選択肢に入れた対応が必要になります。本病の制圧プログラムをつくるうえで，原因となる菌種の情報は重要であり，それらはより効果的なプログラムの構築を可能にするでしょう（図2）。

(樋口豪紀)

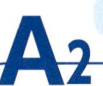

臨床系研究者の視点から

A₂

・マイコプラズマは通常の培地では分離されない場合が多く，気付いた時には牛群に蔓延していることが多くある。
・発生時は早期に感染牛の摘発と隔離，菌種の同定を行い，治療牛群のすべてが陰性になるまで，牛の移動は行わない。
・感染時は搾乳衛生と牛舎環境の整備を徹底する。
・哺乳を通して子牛に保菌させないよう，低温殺菌装置の導入や人工乳の使い方も考慮する。

発症時の臨床症状

　マイコプラズマによる乳房炎は通常複数分房が同時に感染し，同じ個体の非感染分房へも数日のうちに感染が広がり，乳房炎の症状を呈するようになります。何の前触れもなく発症し，抗菌性物質による治療はほとんど効果がありません。また，通常の血液寒天培地での細菌検査では有意な菌が分離されないことが多く，重度の臨床型乳房炎が続発することで気付きますが，気付いた時には牛群に蔓延している状況にあることが少なくありません。

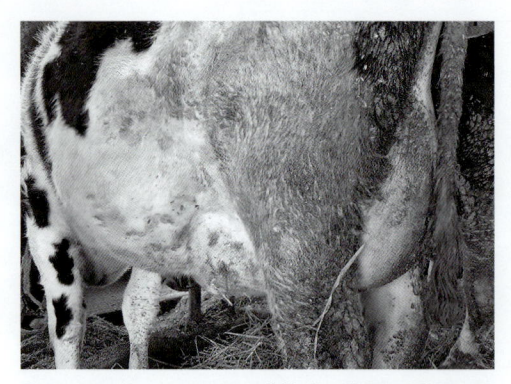

図1 *M. bovigenitalium* 感染牛。乳房の腫脹，硬結が著しい

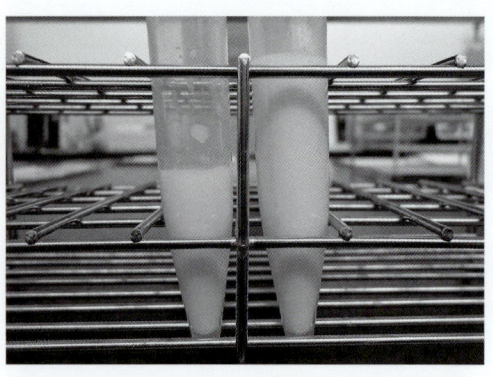

図2 *M. bovigenitalium* 感染乳汁

発症すると突然の著しい乳房の腫脹・硬結がみられ，数日のうちに乳量が激減，または泌乳が停止します（**図1**）。乳汁性状は乳白色から水様と様々で，ブツ（凝塊）を多量に含み（**図2**），食欲の低下や発熱などの全身症状を見せるものもありますが，死に至ることはほとんどありません。

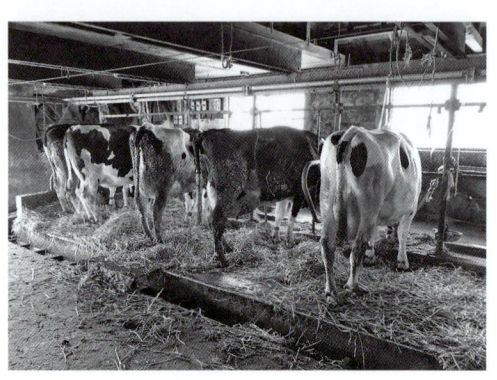

図3 隔離された保菌牛

牛群における発症時の対応

感染牛が摘発された場合には，まず感染牛の隔離が必須となります（**図3**）。この時，菌種の同定を行うことは，今後の対策を講ずるのに有効な手段です。特に，乳房炎を起こしやすい菌種の場合は全頭検査を行い，ほかの潜在性保菌牛の摘発，隔離も行いましょう。

治療を実施する場合は隔離した状態で行い，フルオロキノロンなど感受性のある抗菌薬の全身投与と，オキシテトラサイクリンといった乳房注入剤（現場では乳房炎軟膏と呼ばれる）の併用を5日間以上行います。治療効果がなかったものについては淘汰が推奨され，治療牛群のすべてが陰性になるまで治療牛群の牛の移動は行わないように注意が必要です。伝染力が強いことから，早期に感染牛の摘発と隔離，治療を厳格に行うことが重要です。

初発牛の感染は様々な原因が考えられていますが，ひとたび農場に侵入すると感染乳汁から搾乳機器，手，衣類，汚れたディッピング液を介して爆発的に感染が拡大します。とりわけ搾乳衛生の徹底は重要で，感染の拡大防止のため，保菌牛は最後に搾乳するべきでしょう。保菌牛を搾乳したミルカーについては，バケツに浸すだけの洗浄では不十分なので行うべきではありません。物理的にミルカー内部に付着した菌数を減らすことを目的と

した流水によるバックフラッシュ（逆流洗浄）が有効です。

　発生農場における牛舎環境の調査では，牛床に排泄された悪露や漏乳，傷んだ牛床マット，水槽周りからマイコプラズマが分離された事例もあり，これらが感染源となり得ると考えられることから，牛舎環境の整備も心掛けるべきでしょう。

　また，乳房炎発生時には搾乳牛にばかり着目してしまう傾向にありますが，哺乳子牛にマイコプラズマが含まれる生乳を給与することで，子牛が保菌してしまう可能性が高くあります。集団哺育に伴う保菌牛の蔓延，呼吸器病発生時の重篤化，さらには成長して分娩を迎える2年後に乳房炎発症のリスクを考えると，殺菌装置の利用や，人工乳への切り替えも考慮し，子牛や育成牛の呼吸器病対策にも心掛ける必要があると考えられます。

■引用文献

1）十勝乳房炎協議会：MASTITIS CONTROL Ⅱ. 2014.

（大林　哲）

Q3 プロトセカ乳房炎の特徴と発生要因と効果的な対処法

　以前プロトセカ乳房炎が発生したことがありましたが，罹患牛は治療に至らず淘汰となりました。その際，環境からはプロトセカを分離できませんでしたが，水周りの清掃，消毒をすることでこの乳房炎の発生はなくなりました。プロトセカとはどのような病原体なのでしょうか。また，本乳房炎の発病原因や，発生時にとるべき対応や治療法があれば教えてください。

A1 基礎系研究者の視点から

・プロトセカは牛の消化管内に生息し，排泄された糞便やそれに汚染された環境中から乳頭へ感染すると考えられている。
・感染を防ぐためにも，乳房や搾乳機器の洗浄・消毒は重要である。
・プロトセカは乳汁中に排出される。子牛への感染を防ぐため低温殺菌（56 ℃，30 分）または凍結した乳汁を供給すべきである。

乳房炎の原因となるプロトセカ

　プロトセカは，藻類の1種でクロレラに近縁ですが，二次的に葉緑体を失っているため，外部からエネルギー源を摂取する従属栄養生物です（図1）。そのため，腐生性または寄生性に栄養を得ています。世界中の土壌，植物表面，動物の消化管内，湖沼や汚水中など湿潤な環境下に生息していて，ヒトや動物に感染する人獣共通感染症を引き起こす病原体でもあります。

　プロトセカ spp. のうち，牛舎環境周辺にも腐生性に存在する *Prototheca zopfii* は，牛乳房炎の原因藻類であり，乳量の減少，白色のブツ（凝塊）を含んだ希薄な乳汁の分泌を引き起こします。この藻類は，生化学的あるいは血清学的に少なくとも2つの遺伝子型（genotype1 および gen-

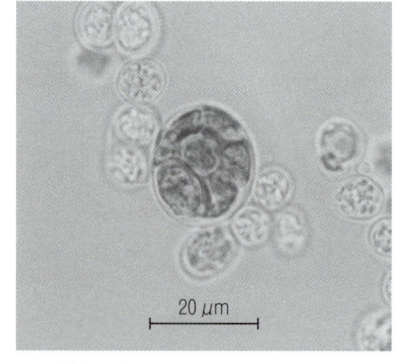

カラー写真：10 ページ
中央の大きい細胞は母細胞で，そのなかで多数の娘細胞が生育している。娘細胞が成長すると母細胞の細胞壁が壊れ，なかから娘細胞を放出させる。母細胞の周囲にある小型の細胞が放出された娘細胞
ラクトフェノールコットンブルー染色

図1　プロトセカの鏡検像（×1,000）

表1 プロトセカ乳房炎を発症した農家において *P. zopfii* が検出された検体（遺伝子型のタイプ別）

検査した検体	検出された *P. zopfii* の遺伝子型	
	タイプ1	タイプ2
乳汁	検出されなかった	検出された
糞便（成牛）	検出された	検出された
糞便（哺乳子牛）	検出されなかった	検出された
ウォーターカップの水	検出された	検出された
搾乳後のミルカー	検出されなかった	検出された
牛床	検出された	検出された
牛舎環境の汚水	検出された	検出された

otype2）に分類されます。欧米および日本において，プロトセカによる乳房炎から分離された株のほとんどがgenotype2と同定されることから，同遺伝子型がプロトセカ乳房炎の主要原因藻類であるとされています。

牛舎環境の調査

　プロトセカ乳房炎発症牛舎について筆者らが行った調査[1]では，感染牛乳汁のほかに同遺伝子型が検出されるのは，牛糞およびそれに汚染されたと考えられる牛床とウォーターカップの水からでした（**表1**）。このことから，プロトセカは牛の消化管内に生息し，排泄された糞便は感染源となる可能性が高く，糞便に汚染された床や飲水も二次感染源となると考えられます。つまり，感染源から乳頭への汚染が感染経路の1つと考えられます。一方で，ディッピング消毒後の乳房や，しっかりと洗浄・消毒を行っている搾乳機器からはプロトセカは分離されていません。また海外の報告では，細菌性の乳房炎に対して使用する抗菌薬やステロイドを恒常的に乳房内へ注入治療し続けていると発症しやすいとされています[2]。おそらく汚染された薬剤とともに，物理的にプロトセカを乳頭内に注入してしまい，さらに抗菌薬による菌交代症やステロイドによる易感染化が本病を引き起こす原因となっていると考えられます。また，乳汁中に排出されることから，次世代牛への伝搬を防ぐため，プロトセカが確認された場合，あるいはそれが懸念される場合は，子牛へは56℃以上30分の非動化処理または凍結してプロトセカを死滅させた乳汁を供給すべきでしょう。

■引用文献

1) Sobukawa H, Yamaguchi S, Kano R, et al. Short communication: Molecular typing of *Prototheca zopfii* from bovine mastitis in Japan. *J Dairy Sci*. 2012;95(8):4442-4446.
2) Pieper L, Godkin A, Roesler U, et al. Herd characteristics and cow-level factors associated with *Prototheca* mastitis on dairy farms in Ontario, Canada. *J Dairy Sci*. 2012;95(10):5635-5644.

（加納　塁）

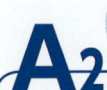

臨床系研究者の視点から

A₂

- プロトセカ乳房炎に特徴的な症状はない。感染乳汁からの培養検査での診断が推奨される。
- プロトセカ乳房炎に対して効果のある動物用医薬品はなく，発症牛は隔離し，感染分房の盲乳処置，淘汰しか対策がないのが現状である。
- 予防には牛舎，搾乳機器の衛生面の徹底と，バルクタンク乳スクリーニングによる定期的なモニタリングが重要である。

プロトセカ乳房炎の症状

プロトセカ乳房炎に特徴的な症状はありません。愛知県内で確認されたプロトセカ乳房炎の多くで複数の分房に感染がみられ，体温は平熱から39℃前半の微熱で，心拍数・呼吸数・食欲・活力などの一般症状に異常は観察されませんでした。プロトセカが感染した分房は，軽度の腫脹と熱感，乳房深部の硬結がみられましたが，疼痛はありませんでした。また，乳汁中に多

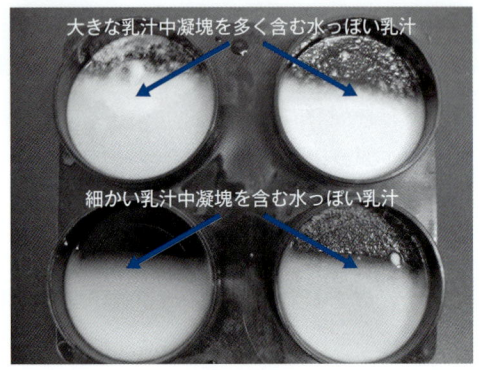

大きな乳汁中凝塊または細かい凝塊を多く含む水っぽい乳汁である

図1 プロトセカ乳房炎発症牛の乳汁

くの凝塊を含む希薄な乳汁が排出（**図1**）され，かつ体細胞数の増加がみられたため，簡易乳汁検査（CMT検査）を行ったところ著しい陽性反応がみられました。

愛知県内で確認されたプロトセカ乳房炎発症牛のほとんどは，長期間にわたって数種類の抗菌薬やステロイドが乳房内や全身に投与されていました。乳房炎を治療したが効果がまったくない，あるいは長期間にわたり治療しているなどの場合は，プロトセカ乳房炎を疑って培養検査を実施すべきでしょう。

原因微生物の同定

プロトセカの細菌培養検査は，プロトセカ感染乳汁を5%羊血液寒天培地に接種し，24〜36時間で培養すると，大小不同，灰白色，扁平，不定形な特徴的なコロニー（プロトセカの集落）が発育します（**図2**）。そのコロニーを顕微鏡で観察すると，和菓子のおはぎとパックマンのような形をした菌体（**図3**）がみられます。プロトセカによる乳房炎罹患牛は特徴的な臨床症状がみられないため，稟告や触診から診断することは非常に難しく，培養検査での診断が推奨されます。プロトセカはクロモアガーカンジダ（関東化学

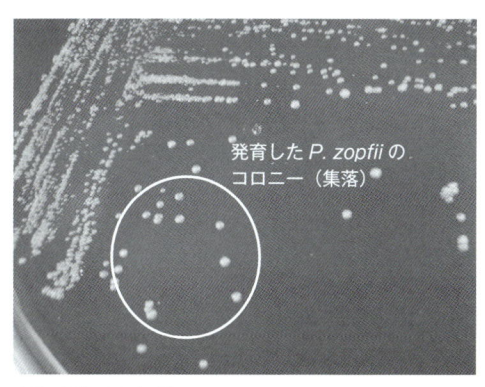

カラー写真：10 ページ
見慣ればほかの微生物のコロニーと区別できるようになる

図2　大小不同，灰白色，扁平，不定形な
　　　P. zopfii のコロニー

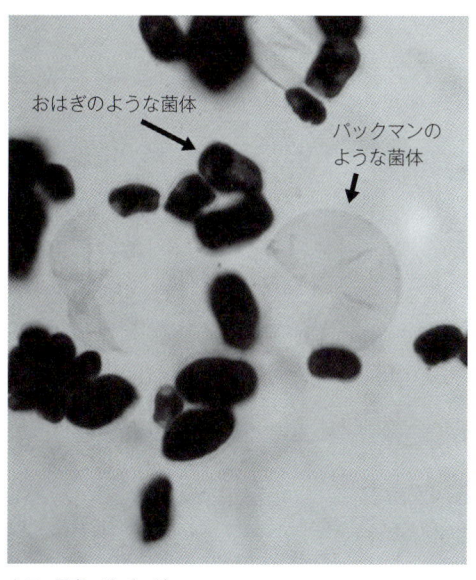

カラー写真：10 ページ

図3　グラム染色された *P. zopfii* の菌体

㈱，東京）などの真菌用の培地にも発育
しますので，真菌用の培地での培養を併
用することも診断を確実にするために有
用です。

治療と予防

　プロトセカは藻類ですので，一般的に使用されている動物用医薬品で治療効果がある薬剤はありません。したがって，プロトセカ乳房炎は治療の対象とはならず，感染の拡大を防ぐために発症牛の隔離，感染した分房の盲乳処置，発症牛の淘汰しか対策がないのが現状です。ただし，ヨード剤，塩素などの殺菌消毒剤によってプロトセカは死滅します。搾乳後の適正なミルカーの洗浄殺菌，ヨウ素系薬剤による乳頭のポストディッピングの実施により，プロトセカ乳房炎発症牛を搾乳したミルカーやプロトセカ感染分房を搾乳後ポストディッピングした乳頭，および乳頭口の皮膚からはプロトセカは検出されなくなります。

　プロトセカ乳房炎の予防には正しい搾乳衛生と搾乳手順の遵守，牛床の Clean and Dry，搾乳機器の適正な洗浄殺菌とメンテナンスを心掛ける必要があります。また，乳房注入剤を使用する場合は，乳頭と容器の先端はアルコール綿花によってしっかり殺菌してから注入することも，プロトセカ乳房炎を防ぐ重要なポイントです。また，プロトセカはバルクタンク乳の定期的な細菌培養検査でも見つかるので，バルクタンク乳の細菌数が極端に上昇した時は，細菌培養検査にてプロトセカの存在の有無を確認することが重要です。プロトセカ乳房炎が発症した農場では，ほかにも感染牛がいる可能性があるので，飼養している牛すべてを調べ，感染牛を摘発する必要があります。

　最近の筆者らの調査では，哺乳子牛の糞便からも genotype2 が検出されています。これは，感染乳汁の哺乳による感染の可能性が考えられ，後継牛を育成している農場で今後

問題になるかもしれません。前述の通りプロトセカ乳房炎には治療効果のある薬剤はなく，発症牛は乾乳しても治癒することはないため，分娩後，乳汁中にプロトセカを排出してしまうことによる子牛の経口感染に注意する必要があるでしょう。

（伊藤隆晶）

Q_4 乾乳期の SA 乳房炎の発生要因と治療

最近，管内の農場で分娩直後に黄色ブドウ球菌（*Staphylococcus aureus*：SA）による乳房炎の発生がみられるようになり，その対応に苦慮しています。乾乳期の乳房の感染要因から考えられる SA 乳房炎の有効な対策と，すでに発症している SA 乳房炎に対する乾乳期治療の方法を教えてください。

A_1 基礎系研究者の視点から

・乾乳初期と後期の乳房は，乳房炎の新規感染が起きやすい状況にある。
・それを補うための手段として，適切な診断に基づく乾乳時抗菌薬の予防的投与や栄養充足，乳頭シールド剤の活用は有効である。

乾乳期乳房の感染防御能

　乾乳期の乳房炎は，泌乳期の乳房炎（治りきらなかったもの，潜在性のものなど）が継続して発症をきたす場合と，乾乳期における新規感染によるものがありますが，ここでは後者の新規感染について取り上げたいと思います。乾乳期初期および後期は，乳房炎の新規感染を引き起こす機会が多く，初期には黄色ブドウ球菌（*Staphylococcus aureus*：SA），後期には環境性レンサ球菌（OS）やコアグラーゼ陰性ブドウ球菌（CNS）の感染が多いという報告があります。乾乳期における乳房炎原因菌の乳房内感染は，分娩後の臨床型乳房炎の発生にもつながるので注意が必要です。

　乾乳初期および後期に乳房炎の新規感染が多い主な要因を図1に示しました。乾乳前期は乳腺の退縮，乾乳後期は初乳形成に関連して乳腺組織の再構成が行われ，乳汁の組成が変化します。一般的に乾乳後は徐々にマクロファージ，リンパ球，好中球などの生体防御を担当する免疫細胞が乳汁中に増加しますが，乾乳初期ではそれらの細胞は十分に生体防御を担うための細胞数には至らず，乳房炎の新規感染が起きやすい状況にあると言えるでしょう。またこの時期は，ラクトフェリンなどの抗菌因子の濃度の増加も十分ではありません。こうしたこの時期における感染リスクに対する弱点を補うために，乾乳時に抗菌薬の予防的投与が一般的に行われます。また乾乳後期においては，セレンやビタミンEなどが不足する場合があり，そのため免疫力が低下して乳房炎の新規感染が起きやすくなり

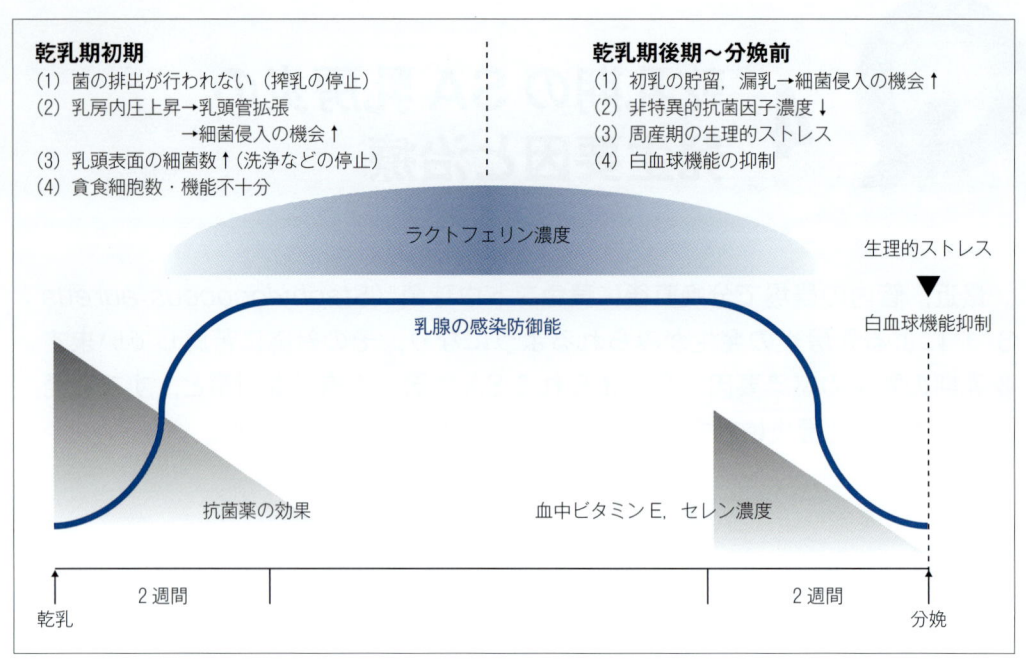

乾乳期初期
(1) 菌の排出が行われない（搾乳の停止）
(2) 乳房内圧上昇→乳頭管拡張
　　　　　　　→細菌侵入の機会↑
(3) 乳頭表面の細菌数↑（洗浄などの停止）
(4) 貪食細胞数・機能不十分

乾乳期後期～分娩前
(1) 初乳の貯留，漏乳→細菌侵入の機会↑
(2) 非特異的抗菌因子濃度↓
(3) 周産期の生理的ストレス
(4) 白血球機能の抑制

ラクトフェリン濃度

生理的ストレス

白血球機能抑制

乳腺の感染防御能

抗菌薬の効果　　　　　　　血中ビタミン E, セレン濃度

2 週間　　　　　　　　　　　　　　2 週間

乾乳　　　　　　　　　　　　　　　　　　分娩

図 1　乾乳期における乳腺の感染防御能

ます。乾乳前期および後期における細菌の乳頭口からの侵入を防ぐためには，乳頭シール
ド剤の活用が有効です。

病態モデルによる調査

　筆者らのグループ[1]は，SA による乾乳期乳房炎の予後診断，治療，予防に関する研究
のため，SA の生菌を実験的に感染させる病態モデル牛を作出しました。少なくとも乾乳
前 1 カ月間，すべての分房に乳房炎原因菌の感染がみられない健康な乳牛（8 例）につい
て，乾乳時の乳頭槽内に 5～80 コロニー形成単位（CFU）の SA を接種して実験的な乾乳
期乳房炎を誘発しました。SA による乾乳期乳房炎は 10 CFU 以下という少ない菌数の乳
頭槽内への侵入（接種）によっても，乳房炎が誘発されることが特徴の 1 つです。これは
乳房内に感染した SA は，自然免疫では排除されにくい性質を持つことに関係すると考え
られます。SA の炎症を誘発する主要な因子は菌体表面のリポタイコ酸（LTA）であり，
それが乳腺上皮細胞からのインターロイキン（IL）-8 の分泌を促して，好中球を感染乳
房に誘導します。LTA などの刺激で乳房炎が誘導されるようになるためには，ある程度
菌数が乳房内で増える必要があると考えられます。これより，ごく少数の菌（＜10 CFU）
を乳房内接種した場合は，発症に至るまでに少なくとも 1 日以上の潜伏期間がみられてい
ます。感染後に最初にみられる臨床症状は，乳房の軽度の腫脹，発赤，熱感であり，その
後数日して乳汁中に多量のブツ（凝塊）が観察されるようになります。しかしながら，乾
乳時に有効な抗菌薬（乾乳期用乳房炎軟膏）を注入した乳房に SA（＜100 CFU）を接種

しても，ほとんど感染は成立しません。このように，乾乳初期における SA の新規感染の防止には，抗菌薬の利用などの乾乳期処置が有効であると考えられます。ただし，泌乳期における感染や乳房炎が乾乳期に持ち越されるような場合にはこの限りではなく，適切な治療が必要です。以上のように，現在，科学的な見地から乾乳期の乳房炎発症要因がある程度解明されつつあります。

■引用文献
1）渡部淳，秦英司，門田耕一ら．黄色ブドウ球菌の乳頭槽内接種による乾乳期乳房炎病態モデルの作出．動物衛生研究所研究報告．2010；116：61-62.

（渡部　淳）

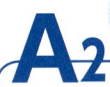

A₂ 臨床系研究者の視点から

・SA 乳房炎の自然治癒は稀で，抗菌薬による泌乳期治療の反応性は低い。
・SA 乳房炎に対しては，タイロシンの全身投与とセファゾリンの乳房内注入薬の併用が効果的である。
・罹患牛の状況によっては治療の効果が期待できないこともあり，盲乳処置や優先淘汰も考慮に入れるべきである。

SA 乳房炎はなぜ治りにくいのか

　　SA 乳房炎が自然治癒することは稀で，抗菌薬による泌乳期治療への反応性も低いことが知られています。SA は表面構成成分の多糖（ペプチドグリカン）やタンパク質（リポタンパク，細胞壁タンパク，細胞膜タンパク）からなるバイオフィルムを形成することによって，乳腺細胞への侵入・接着性が高くなり，侵入した SA は粘膜組織下に浸潤し，リポ多糖（LPS）のコーティング（被囊化微小膿瘍）を形成します。SA 感染病巣部ではこのような特性によって，抗菌薬の注入薬や全身投与薬に十分に浸透されにくくなっていることが知られており，このことが SA 乳房炎の治療を困難にし，難治性にする大きな要因となっています。

注入薬と全身投与薬の併用療法

　　SA 乳房炎の治療法としては，注入薬と全身投与薬を併用した乾乳期の治療効果が高く，なかでも全身投与薬にマクロライド系のタイロシンを使用した乾乳期治療の有効性が報告されています。タイロシンは，分子量が大きく脂溶性に富み，弱塩基性で解離係数：

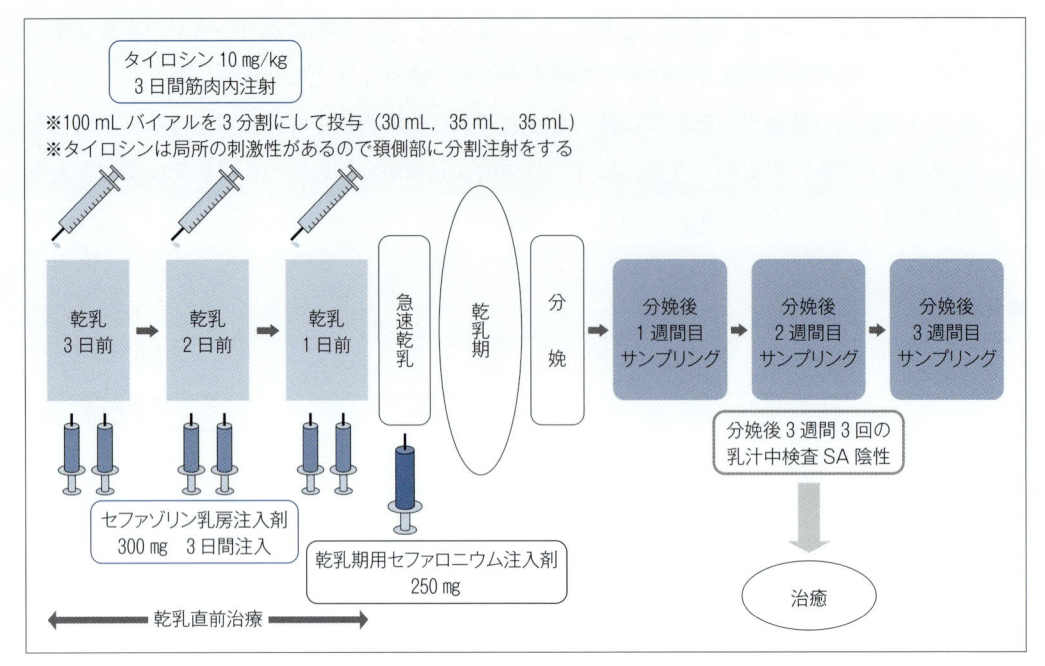

図1　SA 乳房炎乾乳期治療

pKa（分子型：イオン型が 50：50 になる pH）が 7.7 の抗菌薬です。このタイロシンは，pH が 7.1 より酸性側に傾くとイオン型が，アルカリ側に傾くと分子型の割合が多くなる特性があります。血液中（pH 7.4）に移行したタイロシンの多くが分子型となり，組織へと拡散し，さらに pH の低い乳腺組織にタイロシンが移行すると，組織中ではイオン型の占める割合が多くなります。イオン型は膜を透過できず，分子量の大きいタイロシンは血液中への再移行が阻害され乳腺組織へ蓄積し，乳腺，乳汁中に高濃度に長時間蓄積されます（pH トラップ）。

　タイロシンは，pH がさらに低いマクロファージ（pH 6.8）やマクロファージ内のリソゾーム（pH 5.0）にも高濃度に蓄積が起こりますので，マクロファージに貪食されても細胞内で生存能力を持つとされる SA に対しても殺菌作用を示します。さらに，マクロファージや好中球などの貪食細胞が，タイロシンの SA 感染病巣への運搬役としても機能していると推測されています。全身投与された抗菌薬は，血清中濃度が乳汁中濃度よりも高いことが一般的ですが，タイロシンは全身投与すると pH トラップによって乳汁中濃度と血清中濃度比が 5：1 と乳汁中濃度が血清中濃度より高くなり，消失時間も遅いことが確認されています。

　SA 乳房炎に対しては，このようなタイロシンの特性を利用し，治療効果の期待できる乾乳期治療が効果的と考えられます。十勝乳房炎協議会が推奨する SA 乳房炎の乾乳期治療[1]（**図1**）は，乾乳予定 3 日前よりタイロシンを 10 mg /kg で 3 日間全身投与し，同時にセファゾリン乳房注入剤 300 mg を 3 日間罹患分房内への注入するものです。続いて 4 日目に

乾乳期用セファロニウム注入剤 250 mg を乳房内に注入し，急速乾乳を行う治療法です。SA の乳房内感染における排菌パターンには，間欠的に排菌する低排菌パターンと常時排菌する高排菌パターンがあります。低排菌パターンは検出されないこともありますので，分娩後の効果判定は 1 週間ごとに行い，3 回の検査で SA が分離されなくなれば治癒と判定します（**図1**）。

治癒率を左右する因子

　SA 乳房炎の乾乳期治療の治癒率を左右する因子ですが，初産牛，単分房感染牛，初期感染牛では治療効果が期待できます。しかし，高経産牛，複数分房罹患牛，慢性感染牛，高体細胞維持牛では，被嚢化微小膿瘍や感染による乳腺瘢痕組織など，乳腺のダメージが大きく，治療効果はあまり期待できません。個体の価値や病態を十分に判断したうえで，治療より盲乳処置や個体の淘汰を考慮した方がよいでしょう。また，乾乳期治療に反応しない SA 乳房炎も同様に，盲乳処置や優先的な個体の淘汰が推奨されます。

■引用文献

1）三木渉，河合一洋，大林哲ら. *Staphylococcus aureus* 乳房炎乳牛に対するタイロシンの乾乳直前時治療の効果. 家畜診療. 2002；49：19-24.

（三木　渉）

Q5 泌乳期の SA 乳房炎の発生要因と治療

黄色ブドウ球菌（*Staphylococcus aureus*：SA）を原因とする乳房炎は，治癒率が低く，いったん治ったと思っても感染分房から再び菌が排出されることがしばしばあります。どうして SA 乳房炎は治りにくいのでしょうか。また，乾乳期治療に比べ，特に泌乳期の治癒率が低いとされていますが，泌乳期での有効な治療法はあるのでしょうか。

A1 基礎系研究者の視点から

- SA は牛好中球を効率的に傷害する毒素を産生して，牛乳房内において免疫回避をしていると考えられる。
- その結果として，SA は抗菌薬が効きにくい乳腺深部に侵入している可能性がある。
- SA 保菌牛は牛群における主な感染源となる。検査を実施して保菌牛の存在を把握することが重要である。

SA 乳房炎の泌乳期での治癒率は低い

　泌乳期は，搾乳作業により様々な原因菌の乳房への感染機会が高まる危険な時期です。特に黄色ブドウ球菌（*Staphylococcus aureus*：SA）は難治性乳房炎の代表的な原因菌で，抗菌薬による治癒率は乾乳期に比べてかなり低く，泌乳期の臨床型乳房炎では25%程度との報告があります。SA 乳房炎は治癒判定が困難な疾病でもあり，治療後に症状とSA の排菌がいったん治まっても，日数が経つにつれて治療分房から再び SA が検出されることもよくあります。泌乳期に限ったことではありませんが，このような SA 乳房炎の病態には SA 側の様々な要因が影響していると考えられます。ここでは SA 側から乳房炎ならびに乳房感染の発生要因についてお話ししたいと思います。

SA は白血球を傷害する毒素を持つ

　国内では，牛乳房炎に関わる SA の特性を解明するために，我が国の牛乳房炎由来SA の各種遺伝子型解析あるいは病原遺伝子検索が実施されています[1]。その結果，牛乳房炎の原因となる SA は，Multilocus sequence typing（MLST）と呼ばれる SA の分類におい

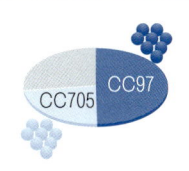①MLST 遺伝子型別法により解析すると，我が国の牛乳房炎に関わる SA の約75％は CC97 菌株群と CC705 菌株群によって占められている

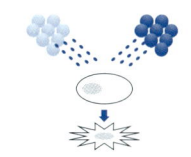③CC97 菌株群と CC705 菌株群は牛好中球を効率的に傷害する毒素を産生する

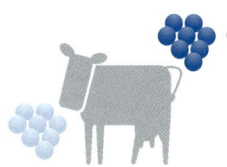②CC97 菌株群と CC705 菌株群は主に牛を含めた反芻獣からのみ分離される（牛感染に適した SA?）

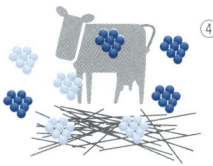④CC97 菌株群と CC705 菌株群は，潜在性乳房炎罹患牛や不顕性感染牛の体や周辺環境に長期間生息している（SA 乳房炎の主な感染源）

図1　牛乳房炎に関わる SA の特性

て，約75％が clonal complex（CC）97 および CC705 に属するものでした[2]。興味深いことに，これらはほとんどが反芻獣を宿主とする特徴的な SA で（**図1：①，②**），CC97 および CC705 は白血球を傷害する毒素である LukM/LukF'-PV（ロイコシジン）を特有の病原因子として産生しますが[2]，ロイコシジンは非常に低濃度（1nM）で効果的に牛の好中球を傷害することが可能な毒素であることが分かりました（**図1：③**）。好中球は細菌を排除する主要な細胞ですが，これらの SA は乳房内において好中球を効果的に傷害できることから，ほかの SA 株よりも牛乳房内における免疫回避に長けている可能性が考えられます。その結果として，SA は抗菌薬が有効に効きにくい乳腺組織の深部にまで侵入することが可能なのかもしれません。

潜在性および不顕性感染牛が牛群の感染源となる

　　CC97 および CC705 の SA 株群による乳房内感染は，長いもので泌乳期間全体にわたり，そのほとんどが潜在性乳房炎になります。SA の乳房内感染がみられる多くの例で，牛の体表や牛床などの周辺環境から乳汁中と同じ SA が高率に検出され，これら SA は牛舎内の牛に乳房感染を引き起こします[3]（**図1：④**）。SA はかなり高率に農場のバルクタンク乳から検出されることから，多くの農場で SA 感染牛は存在していると思われますが，臨床型牛乳房炎のうち SA が分離される事例はわずか1割程度です[4]。一方で SA 感染牛の多くを占める潜在性乳房炎罹患牛ならびに不顕性感染牛は見逃されています。

　　SA 罹患牛は牛群における SA 乳房炎の主な感染源です。全頭検査を実施してその SA 保菌牛の存在を把握することは，手間と費用の問題からこれまで積極的に行う必要はないと考えられていました。しかし現在，遺伝学的技術や免疫学的技術を応用した簡便かつ低コストな検査技術が新たに開発されつつあります。このような新技術を組み込んだ乳房炎防除管理プログラム[5]の実践は，乳房炎の低減化に大いに期待できるでしょう。

■引用文献

1) Tayler JW, Baggot JD: Bovine Medicine. Blackwell Scientific Publications. Oxford. 1992. p836.
2) Hata E, Katsuda K, Kobayashi H, et al. Genetic variation among *Staphylococcus aureus* strains from bovine milk and their relevance to methicillin-resistant isolates from humans. *J Clin Microbiol.* 2010;48(6):2130-2139.
3) Hata E, Kobayashi H, Nakajima H, et al. Epidemiological analysis of *Staphylococcus aureus* isolated from cows and the environment of a dairy farm in Japan. *J Vet Med Sci.* 2010;72(5):647-652.
4) 十勝乳房炎協議会：MASTITIS CONTROL Ⅱ. 2014. p28.
5) Kawai K, Inada M, Ito K, et al. Detection of bovine mastitis pathogens by loop-mediated isothermal amplification and an electrochemical DNA chip. *J Vet Med Sci.* 2017;79(12):1973-1977.

（秦　英司）

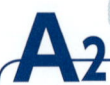

臨床系研究者の視点から

・SA 乳房炎は感染後時間が経過すると乳腺深部に菌が侵入し，抗菌薬が効きにくくなる。
・早期診断に基づく治療を行えば，治癒率は上昇し淘汰牛が減少することが期待される。
・タイロシンのような細胞内移行性の高い薬剤の併用も有効と考えられる。

SA による泌乳期乳房炎は早期発見，早期治療が有効

　　SA 乳房炎は難治性であるとされ[1,2]，感染牛は盲乳処置や淘汰される現状にあります。SA 乳房炎の治癒率が低い理由の 1 つとして，SA は感染後時間が経過すると乳腺組織深部に侵入し，被嚢化微小膿瘍を形成するため，抗菌薬が病巣内に十分到達しないことが挙げられています[3]。

　　しかし筆者らは，畜産試験場（北海道）の乳牛の乳房炎治療を長年行ってきたなかで，SA 乳房炎についてもほかの菌種による乳房炎と同様に 70％以上の治癒率を得てきました[4]。畜産試験場では，分娩後および乾乳前に分房乳の細菌検査を行うとともに，毎月の個体乳の体細胞数検査で高値を示す牛や乳汁中凝塊物などの異常を示す牛についても細菌検査を実施しており，感染早期に乳房炎罹患牛を発見することが可能です。このことから，農場の牛群においても，感染早期に SA 乳房炎罹患牛を見つけて治療を行うことができれば，高い治癒率を得ることは可能ではないかと考え，11

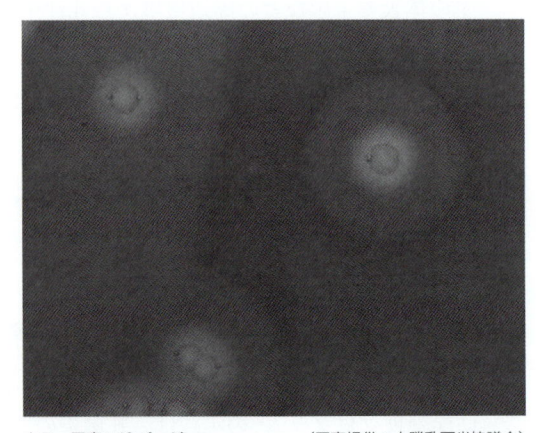

カラー写真：10 ページ　　　　　　（写真提供：十勝乳房炎協議会）

図1　血液寒天培地上の SA

表1　SAによる潜在性乳房炎罹患牛の治療成績

投与経路	抗菌性物質* （乳房内注入）	治療牛	治療分房	治癒分房	分房治癒率（%）
乳房内・筋肉内併用	PCG/NB	4	8	7	87.5
	PCG/KM	9	14	12	85.7
	CEZ	28	35	23	65.7
	小計	41	57	42	73.7
乳房内	CEZ	9	13	7	53.8

PCG/NB：ペニシリン・ノボビオシン合剤
PCG/KM：ペニシリン・カナマイシン合剤
CEZ：セファゾリン

戸の農場の牛群で治療試験を行いました。治療対象牛は，臨床症状のない潜在性乳房炎罹患牛で，過去にSA乳房炎の治療歴のない感染早期牛，乳頭に傷がない牛に限定しました。分離されたSA（図1）に対して感受性のある抗菌薬を治療薬として選択し，乳房内注入と筋肉内投与を併用することにより73.7%（分房）と，乳房内注入のみよりも高い治癒率が得られました（表1）[5]。乳房内注入に全身投与を併用することにより，病巣部に確実に薬剤が到達し，乳房炎の治癒率が上昇することはこれまでにも報告されており[6,7]，この試験においても同様の結果となりました。これらのことから，併用治療による早期治療の有効性が確認されています。

細胞内移行性の高い薬剤も有効

　SA乳房炎の治癒率が低く，慢性化しやすいほかの要因としては，菌体が貪食細胞に取り込まれても細胞内で生存し続ける場合があることが報告されています[8,9]。そのため，タイロシン製剤のような細胞内移行性が高い薬剤の使用も有効と考えられます。SA乳房炎罹患牛を早期に診断するための方策としては，乳検の体細胞数データのチェックのほかに，乳房炎感染の起こりやすい分娩後の乳汁細菌検査なども挙げられます。このように，早期診断に基づく治療を行うことにより，SA乳房炎罹患牛の治癒率が上昇し，淘汰牛が減少することが期待されます。

■引用文献

1) Bramley AJ, Dodd FH. Reviews of the progress of dairy science: mastitis control-progress and prospects. *J Dairy Res*. 1984;51(3):481-512.

2) Owens WE, Nickerson SC. Treatment of *Staphylococcus aureus* mastitis with penicillin and novobiocin: antibiotic concentrations and bacteriologic status in milk and mammary tissue. *J Dairy Sci*. 1990;73(1):115-124.

3) Philpot WN : Mastitis Management. Babson Bros.Co. 1978.

4) 平井綱雄，工藤卓二，米道裕彌ら．細菌検査および個体乳の体細胞数を基にした牛乳房炎の診断とその治療成績．北獣会誌．37：3-7．1993．

5) 平井綱雄，河合一洋，三木渉ら．黄色ブドウ球菌による潜在性乳房炎の早期診断・治療システム．家畜診療．2002；49（7）：459-462．

6) Owens WE, Watts JL, Boddie RL, et al. Antibiotic treatment of mastitis: comparison of intramammary and intramammary plus intramuscular therapies. *J Dairy Sci*. 1988;71(11):3143-3147.

7) Ziv G. Drug selection and use in mastitis: systemic vs local therapy. *J Am Vet Med Assoc*. 1980;176:1109-1115.

8) Anderson JC, Heneghan DJ. Extrapolation from experimental chronic staphylococcal mastitis in mice to experimental infections in cattle. *Br Vet J*. 1979;135(6):527-535.

9) Craven N, Anderson JC. The location of *Staphylococcus aureus* in experimental chronic mastitis in the mouse and the effect on the action of sodium cloxacillin. *Br J Exp Pathol*. 1979;60(5):453-459.

（平井綱雄）

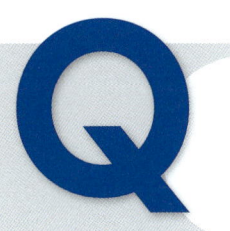

Q6 大腸菌群による甚急性乳房炎の病態と治療

大腸菌群による甚急性乳房炎は症状が重篤で，死亡や廃用事故になることが多く，また食欲が改善しても罹患分房の泌乳停止や泌乳量の低下がしばしば認められます。この特徴的な全身症状はどうして起こるのでしょうか。また，発生した際にはどのように治療したら効果的でしょうか。

A1 基礎系研究者の視点から

・重篤な全身症状は，原因菌が菌体細胞壁に有する LPS が炎症性サイトカインを誘導し，高サイトカイン血症を起こすことによるものである。
・病状の重篤度と回復に，血清中・乳清中のサイトカイン濃度は密接に関与している。

全身症状の原因は LPS による高サイトカイン血症？

　大腸菌群による甚急性乳房炎は，多くの症例で重篤な全身症状を起こし，予後不良の転帰をとります。こうした本病の病態には，内毒素（エンドトキシン）とそれが誘導する感染牛の生体内の炎症性サイトカインの関与があるものと考えられます。

　エンドトキシンは，大腸菌群などのグラム陰性桿菌が菌体細胞壁に有するリポ多糖（LPS）で，生体内で炎症性サイトカインの誘導に関与しています[1]。炎症性サイトカインは，宿主が細菌やウィルスなどの感染を受けた時に白血球や細網内皮系の細胞などから産生される物質で，免疫系細胞間で情報ネットワークを構築し，侵襲してきた病原体に対して感染防御機構を増強する働きがあります。グラム陰性桿菌が白血球に貪食されると，LPS が放出され，炎症性サイトカインの産生・放出を誘導することで高サイトカイン血症が起こると報告されています[2]。質問にある甚急性乳房炎による特徴的な全身症状については，大腸菌群の感染に伴い LPS が乳房内で放出された罹患乳房内で，炎症性サイトカインの増加が乳房の局所症状に影響を与え，サイトカイン・ネットワークを介して血液中の炎症性サイトカイン濃度を上昇させ，それが全身症状に影響している可能性があると考えられます。

表1　臨床スコアと乳房スコア

臨床スコア*	乳房スコア*
食欲廃絶	乳房腫脹
眼球陥凹	乳房硬結
起立困難または起立不能	乳汁透明
下痢	乳汁中凝塊
耳介反射低下	乳汁の色調の変化
耳介および皮音冷感	

*それぞれの項目について，症状を有するものを「1」，認めなかったものを「0」とし，その合計
を臨床スコアまたは乳房スコアとした。また，臨床スコアと乳房スコアの合計を総スコアとした。

表2　*E. coli* による甚急性乳房炎罹患牛の初診時のサイトカイン値と臨床所見の相関

サイトカイン	試料	白血球数	血小板数	心拍数	臨床スコア	乳房スコア	総スコア
IL-1β	血清	0.835	ns	ns	ns	ns	ns
	乳清	0.707	ns	0.706	ns	ns	ns
IL-1Ra	血清	ns	ns	ns	ns	ns	ns
	乳清	ns	ns	ns	ns	ns	ns
IL-6	血清	0.684	ns	ns	0.680	ns	0.639
	乳清	ns	ns	ns	ns	0.656	0.646
INF-γ	血清	ns	ns	ns	ns	ns	ns
	乳清	0.800	ns	0.491	0.666	ns	ns
TNF-α	血清	0.527	-0.722	ns	ns	ns	ns
	乳清	ns	ns	ns	ns	ns	ns

数字は有意水準5%相関を示す（n=11）。ns=相関なし。

罹患牛の病状と血清・乳清中サイトカイン濃度の関係

　上記の仮説を検証するために，治癒した大腸菌性甚急性乳房炎罹患牛において，臨床症
状と血清中および乳清中サイトカイン濃度との関連を検討しました[3]。調査には，大腸菌
（*Escherichia coli*）による甚急性乳房炎に罹患した後，治癒した牛（以下，乳房炎牛群）
を用い，臨床症状の6項目，および乳房と乳汁の性状について5項目を，病日経過ごとに
スコアリングし，それぞれ「臨床スコア」「乳房スコア」にしてデータを集めました（表
1）。その結果を簡単に解説すると，血清中および乳清中の炎症性サイトカイン（IL-1β，
IL-6，TNF-α）の濃度は病日の経過に従い減少し，いずれのスコアも初診時と比較して
第14病日には有意に低下していたことが分かりました。また，初診時の乳房炎牛群の乳
清中のそれらの濃度および血清中 IL-6 濃度は，健康牛群のそれらと比較して有意に高値
を示し，初診時の乳清中 TNF-α 濃度も血清中のそれと比較して約15倍の高濃度を示し
ていました。さらに，初診時の炎症性サイトカイン値のいくつかは，臨床所見との間に正
の相関を認めました（表2）。これらの結果は，血清中および乳清中の炎症性サイトカ
イン濃度は臨床症状に大きく影響を及ぼしていることを示唆しており，病状の回復に伴い
IL-1β，IL-6，TNF-α いずれも低下したことから，病状の回復とサイトカイン濃度は関係

していることが分かりました。

　以上のことから，大腸菌性乳房炎では，感染した大腸菌による LPS の放出に伴い，大量の炎症性サイトカインが産生され，グラム陰性菌感染時に起き得る甚急性で激しい炎症が乳房内で起こったことが示唆されました。また，その影響を受けて認められる全身症状は，マイコプラズマやグラム陽性球菌よりも病状経過が早くかつ激烈で，ヒトでいわれている全身性炎症反応症候群（Systemic Inflammatory Response Syndrome：SIRS）の状態と同義あるいは，それに近い発症機序があるものと考えられます。

■引用文献

1) Bieniek K, Szuster-Ciesielska A, Kamińska T, et al. Tumor necrosis factor and interferon activity in the circulation of calves after repeated injection of low doses of lipopolysaccharide. *Vet Immunol Immunopathol.* 1998;62(4):297-307.
2) Shuster DE, Kehrli ME Jr, Stevens MG. Cytokine production during endotoxin-induced mastitis in lactating dairy cows. *Am J Vet Res.* 1993;54(1):80-85.
3) 久枝啓一，有馬春樹，園部隆久ら. *Escherichia coli* による乳牛の甚急性乳房炎における血清中および乳清中サイトカインの動態と臨床症状. 日本獣医師会雑誌. 2008；61（6）：443-448.

（久枝啓一）

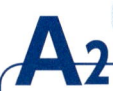

臨床系研究者の視点から

- ・甚急性乳房炎の治療では SIRS からの脱却を最優先に考え，LPS の除去，過剰な免疫応答の抑制，血液循環の確保を速やかに行う。
- ・抗菌薬の投与により菌体から LPS が放出されることを認識しておく。
- ・早期に適切な治療を行い，病態を遷延化させないことが肝要である。

急性・甚急性大腸菌性乳房炎の治療方針

　急性大腸菌性乳房炎（Acute Coliform Mastitis：ACM）はほかの乳房炎との発病病理の違いから，治療方針が異なるだけでなく病態の進展が非常に早いため，治療に際しては臨床獣医師の迅速な病態評価と適切な治療が求められます（図1）。本稿では，「局所感染の存在する SIRS」と病態評価された ACM の治療法について紹介します。

　SIRS は，敗血症から敗血症性ショック，それに引き続く多臓器障害・不全へ発展する流れの初期段階であり，牛にとって非常に危険な状態です。したがって本病の治療においては，SIRS から脱却させることを最も優先させるべきでしょう。高サイトカイン血症の原因は，原因菌細胞壁由来の LPS に対する生体免疫の過剰反応なので，治療方針は侵襲

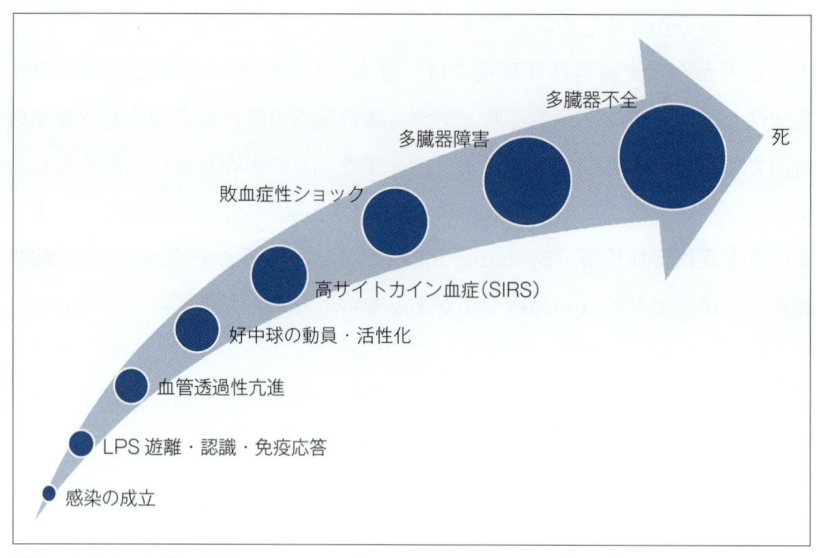

図1　ACM の病態の進展

原因である LPS の除去，生体の過剰な免疫応答の抑制，そして血液循環の確保です。LPS の除去は，オキシトシンを用いた頻回搾乳や乳房内洗浄療法などの物理的な方法が簡便で安価です。生体免疫コントロールは，過剰な炎症性サイトカインの生成抑制や細胞のレセプター提示の低減効果を持つグルココルチコイドが推奨されます[1]。湿布や灌水による乳房冷却，低温の生理食塩水による乳房内灌流も炎症の抑制効果が期待できます。血液循環の確保には補液を行いますが，皮温の低下など末梢循環障害症状がみられる場合は，血圧と心拍出量の維持のため高張食塩水を用いるとよいでしょう。

　次に，原因菌コントロールを行います。抗菌薬は薬剤感受性に基づいた選択が基本ですが，殺菌に伴う LPS 遊離には注意が必要です。抗菌薬ごとに異なる殺菌機序によって LPS 遊離の程度は複数報告されていますが，いずれの抗菌薬においても，程度に差はあれど殺菌によって「LPS が放出される」という認識が重要です。医原性 LPS に対しては，ステロイドによってあらかじめ免疫状態をコントロールしておくことで過剰免疫反応を防ぐことができるとした報告[2]や，乳房内洗浄療法を併用すれば予後に影響がないとの報告[3]もあります。感染後一定時間経った場合に誘導される LPS トレランスも期待できますが，その臨床的評価は不明です。

　急性期の炎症治療に失敗すると炎症は遷延化（熱発，乳房の腫脹・硬結の持続）し，感染は難治となります。急性期を過ぎると，局所の炎症を制御するため生体の防御反応として全身では抗炎症性サイトカインや炎症性サイトカイン阻害物質が誘導されます。この時期のステロイドを用いた治療は，生体の持つ恒常性維持機能を極力阻害しないように注意する必要があるでしょう。

罹患分房の泌乳能力を低下させないためには

ACM 治癒後に，罹患分房の泌乳能力が低下・喪失することがあります。ACM の局所および全身症状は，乳房内の LPS に誘導された炎症性サイトカインに大きく影響されることが指摘されている一方，乳量低下をもたらす乳腺上皮細胞へのダメージは LPS による直接的な作用ではなく，乳房内に浸潤した好中球由来の活性酸素や細胞内酵素による可能性が示されています[4]。つまり，組織傷害の発生機序と生体防御反応が非常に深く関係していることが，治療を難しくしているのです。臨床獣医師がこのことを理解し，病態に応じた適切な治療を行うことによって炎症を制御し遷延化させないことが，その後の乳生産にもつながるものと考えられます。

■引用文献

1) Fantuzzi G, Ghezzi P. Glucocorticoids as cytokine inhibitors: role in neuroendocrine control and therapy of inflammatory diseases. *Mediators Inflamm*. 1993;2(4):263-270.

2) Lohuis JA, Van Leeuwen W, Verheijden JH, et al. Effect of steroidal anti-inflammatory drugs on *Escherichia coli* endotoxin-induced mastitis in the cow. *J Dairy Sci*. 1989;72(1):241-249.

3) Shinozuka Y, Hirata H, Ishibashi I, et al. Therapeutic efficacy of mammary irrigation regimen in dairy cattle diagnosed with acute coliform mastitis. *Vet Med Sci*. 2009;71(3):269-273.

4) Zhao X, Lacasse P. Mammary tissue damage during bovine mastitis: causes and control. *J Anim Sci*. 2008;86(13):57-65.

（篠塚康典）

Q7 大腸菌とクレブシエラの 病原性の違いと鑑別法

　大腸菌とクレブシエラは同じ大腸菌性乳房炎の原因菌ですが，症状や予後，治癒後の生産性が異なるため，原因菌の早期診断は重要であるとされています。原因菌によるこの病態の違いはどこからくるのか，病原性の違いを教えてください。また，臨床現場で応用可能な早期診断法を教えてください。

A1 基礎系研究者の視点から

- クレブシエラは大腸菌に比べて LPS のサイトカイン誘導性が高い。
- クレブシエラは厚く粘稠性の高い莢膜を持つが，大腸菌は莢膜を持つ株と持たない株がある。この莢膜の存在により菌は感染初期に白血球の貪食を回避し，体内で増殖しやすくなる。
- 莢膜に加えてバイオフィルムなども病原性に関与していると考えられる。

　大腸菌（*Escherichia coli*）とクレブシエラ（*Klebsiella pneumoniae*）はともにグラム陰性桿菌であり，重篤な症状を示す急性大腸菌性乳房炎の原因菌となり得ます。一般的にクレブシエラを原因菌とする場合の予後は悪く，治癒した場合の罹患分房乳量回復（乳腺組織損傷）も異なるなど，同じグラム陰性桿菌でありながら，大腸菌とクレブシエラでは臨床的な影響の違いが複数報告されています。急性大腸菌性乳房炎の急性期の病態は，主にグラム陰性桿菌の構成成分であるリポ多糖（LPS）に対する純粋な生体反応（多くの場合過剰反応）により進行しますが，それ以外にも原因菌の持つ病原性が関与しています。

LPS の構造

　LPS は，リピド A と呼ばれる脂質部分と，コア糖鎖と O 抗原多糖からなる糖鎖部分で構成されています。LPS の生物活性はリピド A の構造の違いによることが示唆されていて，大腸菌に比べてクレブシエラの LPS は高いサイトカイン誘導性があることが明らかにされています[1]（図1）。構成成分の1つである O 抗原多糖も生物活性に影響しているとの指摘もありますが，乳房炎発症におけるその役割は分かっていません。

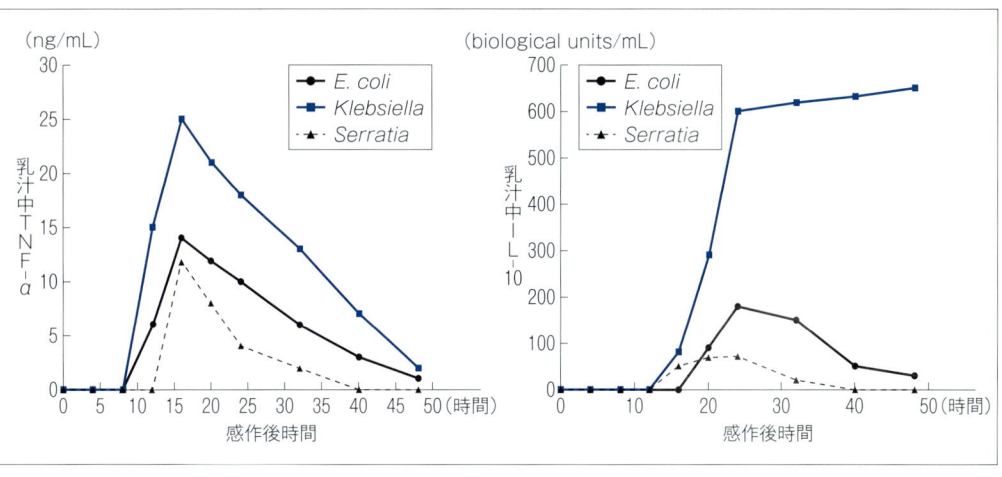

図1　菌種によるサイトカイン誘導性の違い

莢膜の存在

　莢膜とは細胞壁の外側に位置する被膜状の構造物で，ほとんどの菌では多糖類から構成されています。白血球による食作用など宿主の免疫機構回避や補体結合回避の役割を持っているため，莢膜を持つ株は感染初期の好中球からの貪食を回避し，体内で増殖しやすい特性があります。クレブシエラは莢膜を持ちますが，厚く粘稠性の高い莢膜を持つ血清型と多臓器感染や重症化傾向との関連が指摘されています（ヒト）。大腸菌は莢膜を持つ株と持たない株があり，莢膜を持つ株は持たない株に比べて長期に感染することが報告されています[2]。ヒトでは莢膜多糖の生成能が病原性と関連しているとの報告もありますが，牛での報告は今のところありません。

　細胞接着能を決定する付着因子（adhesin）は，細菌が宿主の粘膜上に定着しコロニーを形成するのを助けています。なかでも重要なのが菌体の体表に存在する線毛です。また，細胞内侵入性に関わる因子として，細菌周囲の組織を分解するコラゲナーゼや溶血素などの菌体外酵素の一部がこれに関係します。このような攻撃的な因子のほかに，食細胞の認識回避や貪食作用を妨げたりするエスケープ因子として，バイオフィルムの形成があります。バイオフィルムは，ある種の細菌の周囲に形成される粘液層で，貪食作用および抗菌薬に対する抵抗性を付与します。クレブシエラにおいては莢膜型とバイオフィルム形成能の関連が報告されていますが，乳房炎における病原性については分かっていません。

　急性臨床症状の発現には，乳房内に侵入してきた原因菌を生体が認識・応答・貪食した結果としてのLPS放出が必要であり，このステップをくぐり抜ける能力を持つ原因菌では，臨床症状発現時にはすでに感染がある程度進んでいると考えられます[3]。また，LPSは急性大腸菌性乳房炎を引き起こす重要な病原因子と言えますが，乳腺上皮細胞や乳腺組

織への直接的な影響は否定されており[4]，病原体固有の病原性が直接的あるいは間接的に生体にダメージを与えている可能性を考慮する必要があります。これらのことから，なるべく早い段階で莢膜の有無や菌同定を行うことが治療戦略上重要になると考えられます。

■引用文献

1) Ruegg PL: Mastitis in Dairy Cows, An Issue of Veterinary Clinics: *Food Animal Practice*, Volume 28-2. Saunders. 2012. pp240-243.

2) Hill AW, Heneghan DJ, Williams MR. The opsonic activity of bovine milk whey for the phagocytosis and killing by neutrophils of encapsulated and non-encapsulated *Escherichia coli*. *Vet Microbiol*. 1983;8(3):293-300.

3) Kanevsky-Mullarky I, Nedrow AJ, Garst S, et al. Short communication: comparison of virulence factors in Klebsiella pneumoniae strains associated with multiple or single cases of mastitis. *J Dairy Sci*. 2014;97(4):2213-2218.

4) Boulanger V, Zhao X, Lacasse P. Protective effect of melatonin and catalase in bovine neutrophil-induced model of mammary cell damage. *J Dairy Sci*. 2002;85(3):562-569.

（篠塚康典）

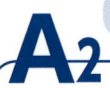

臨床系研究者の視点から

A₂

- ・選択培地を用いた細菌検査では，コロニーの色調から培養後12時間以内に簡易鑑別できる。
- ・墨汁と簡易ギムザ染色液を用いた莢膜二重染色による簡易鑑別も臨床現場では有用と思われる。
- ・上記の2方法は原因菌の7割以上が大腸菌またはクレブシエラであることに基づいた簡易診断方法なので，確定診断は定法に従って行うべきである。

　乳牛の甚急性乳房炎の原因菌のほとんどはクレブシエラと大腸菌ですが，この2つの菌種による甚急性乳房炎の予後は大きく異なり，クレブシエラによるものは大腸菌によるものに比べて治癒率が低いとされています。このため，原因菌をできるだけ早期に診断し，治療を行うことが重要ですが，初診時の臨床症状，乳汁および血液所見から原因菌を推定することは難しいのが現状です。しかし近年，臨床現場において実施可能な簡易同定検査について報告され[1]，臨床現場でも応用されています。

選択培地を用いた細菌検査

　一般的に乳汁の細菌検査を普通寒天培地あるいは血液寒天培地を用いて開始すると，原因菌の同定および抗菌薬の感受性の診断結果が出るのは，初診日の翌々日（第3病日）に

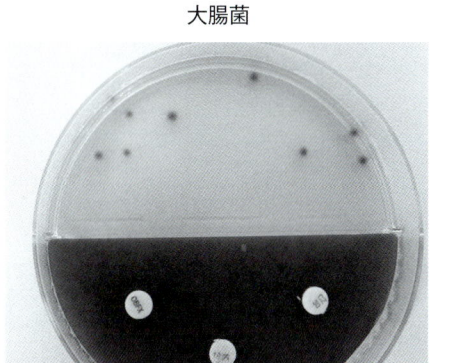

クレブシエラ	大腸菌

重篤な症例では，細菌数が多いので一緒に薬剤耐性を判定できる　細菌数が少ないと感受性ディスクでの推定はできない

図1　クロモアガーオリエンタシオン／血液寒天分画培地での培養

なります。しかし大腸菌およびクレブシエラによる甚急性乳房炎では，早期の原因菌診断が予後に影響するため，1日でも早い診断が求められます。

　腸内細菌による甚急性乳房炎が疑われる牛に対しては，乳房炎起因菌検索用培地を用いると培養後12時間以内に原因菌の推測ができます。例えば，クロモアガーオリエンタシオン／血液寒天分画培地（ミヤリサン製薬㈱）を用いた場合，オリエンタシオン培地の部分に発育したコロニーの色調を観察することで，大腸菌（ピンク～赤紫色）とクレブシエラ（青～青緑色）を簡易識別できます（図1）。さらに，血液寒天培地の部分に乳汁塗布後，治療に用いる可能性のある薬剤の感受性ディスクを置けば（直接法），阻止円の大きさから薬剤耐性の目安も同時に把握できます。

莢膜二重染色

　クレブシエラは，菌体の外側に厚い莢膜を持つことが大きな特徴です。大腸菌にも莢膜を所有する株は存在しますが，莢膜の厚さはクレブシエラの方が明らかに厚い[2]とされています。莢膜二重染色は，この厚い莢膜の検出により，原因菌がクレブシエラかどうかを推定診断するための方法です。

　通常，莢膜染色はHiss染色あるいは墨汁法によって行われます。これらの従来の方法に比べて，書道練習用の市販の墨汁と簡易ギムザ染色液（ディフ・クイック®，シスメックス㈱）を用いた莢膜二重染色では，菌体と背景の両方を染め分けられ，莢膜が白く抜けて見えることから，莢膜の厚さが明瞭となる利点があります。小島らが報告した二重染色法[3]は，莢膜を持つグラフ陽性菌の染色を目的としています。最初にグラム染色を施し，菌体を紫色に染色した後に墨汁染色で莢膜の外側の背景を黒色に染色しますが，グラム陰性菌はグラム染色では，淡い赤色に染まるため乳汁中に散在する菌体が不明瞭になりやすいです。このため，最初の染色をギムザ染色に変更すれば，グラム陰性菌でも菌体が濃い

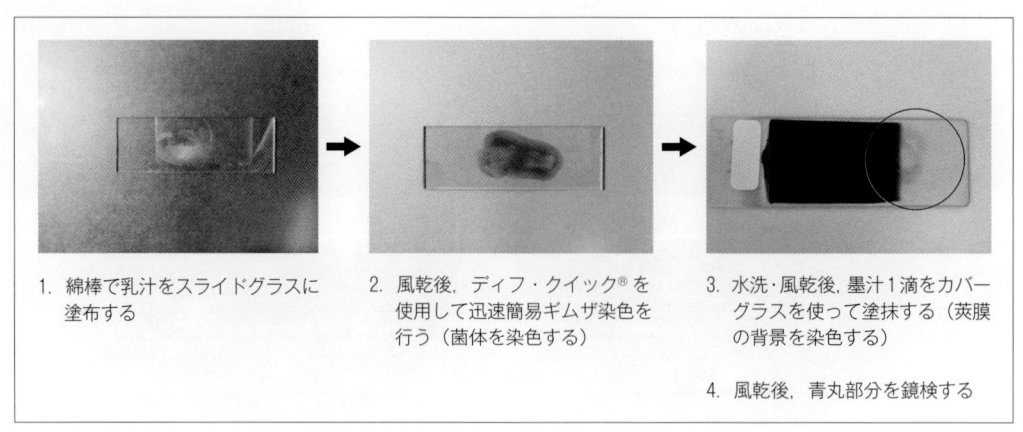

1. 綿棒で乳汁をスライドグラスに塗布する
2. 風乾後，ディフ・クイック®を使用して迅速簡易ギムザ染色を行う（菌体を染色する）
3. 水洗・風乾後，墨汁1滴をカバーグラスを使って塗抹する（莢膜の背景を染色する）
4. 風乾後，青丸部分を鏡検する

カラー写真：11 ページ

図2　莢膜二重染色の方法

クレブシエラ

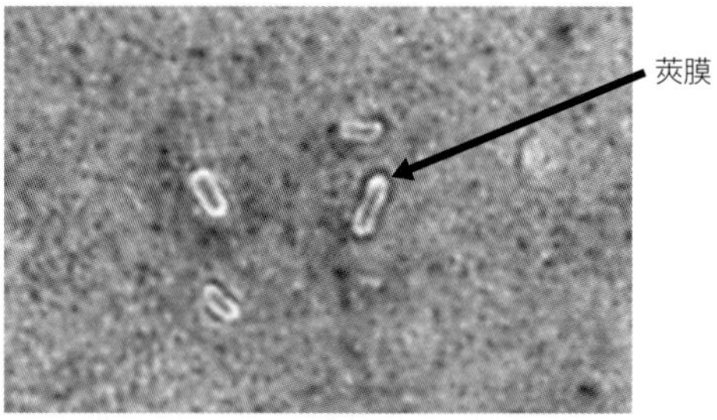

莢膜

カラー写真：11 ページ

図3　乳房炎乳汁の莢膜二重染色像（×1,000）

青色に染まりより明瞭になり，莢膜が白く抜けたように見えます。

　以下に手順を簡単に示します（**図2, 3**）。

〜染色手順〜

1. 綿棒を使用して罹患分房の乳汁をスライドグラス中央に塗布する。
2. 風乾後，ディフ・クイック® を用いて迅速簡易ギムザ染色を行う。この染色で菌体が紫に染まる。
3. 水洗し，風乾後，墨汁1滴をスライドグラスの端に滴下し，血液塗抹を引く要領で，カバーグラスを用いて塗沫する。最初のギムザ染色上で引き終わるように墨汁を塗沫すると観察しやすい。
4. 墨汁は水洗しないで，そのまま風乾後，顕微鏡で観察する。

　これらの方法は，甚急性乳房炎の原因菌の7割以上が大腸菌またはクレブシエラであることに基づいた簡易診断方法です。原因菌の確定診断は定法に従って行うべきですが，臨床現場での甚急性乳房炎の治療においては，これらは有用な早期簡易診断方法であると考

えられます。

■引用文献

1) 杉山美恵子，渡部雅子，園部隆久ら．乳牛の *Klebsiella pneumoniae* による甚急性乳房炎の診断と治療方法の検討．家畜診療．2013；60（5）：265-270.
2) Amako K, Meno Y, Takade A. Fine structures of the capsules of *Klebsiella pneumoniae* and *Escherichia coli* K1. *J Bacteriol*. 1988;170(10):4960-4962.
3) 小島夫美子，山田巌，中上佳子ら．墨汁染色変法による細菌莢膜の識別法の開発．九州大学医学部保健学科紀要．2004；(3)：51-56.

（杉山美恵子）

Q8 下痢症予防ワクチンを用いた乳房炎予防

大腸菌性の下痢症を予防するワクチンを使った乳房炎対策についての報告を見たことがあります。ワクチンには全身の免疫応答性を高める効果が期待できるので，下痢症予防ワクチンであっても乳房炎にも効果が期待できるということは何となく理解ができます。その理論的な部分についてお答えいただいたうえで，対策事例を紹介してください。

A1 基礎系研究者の視点から

・母牛への下痢症予防ワクチンの投与により，母牛の血清中の IgG 抗体価を上昇させ，初乳を介して子牛に抗体を移行させることで子牛の下痢症を予防している。
・乳腺に対する抗体産生細胞は主として IgA を分泌している。下痢症予防ワクチンの投与により，母牛の乳腺での大腸菌に対する IgA 抗体価の上昇はさほど期待できるものではないが，血清中の大腸菌に対する抗体価は上昇しているので，乳房炎に波及する全身症状の低減は期待される。

下痢と乳房炎は乳牛の生産性に大きく影響する三大疾病

家畜の下痢症は，生産性に大きく影響する三大疾病の1つであり，その原因として，大腸菌（*Escherichia coli*），ロタウイルス，コロナウイルス感染がよく知られています。家畜の下痢症を予防するための方法として，牛下痢症用の予防ワクチンの使用が推奨されており，上述した大腸菌やロタウイルス，コロナウイルスをホルマリンで処理した死菌をワクチン抗原とした，不活化ワクチンが広く用いられています。乳房炎も家畜の三大疾病の1つであり，黄色ブドウ球菌（*Staphylococcus aureus*：SA）や大腸菌などの病原微生物が乳房内に感染することで引き起こされます。近年の研究から，大腸菌性の下痢症を予防するためのワクチンとして市販されている牛用大腸菌ワクチン「Imocolibov®」（補足説明：線毛抗原である K99，FY，31A を含む6種類の大腸菌をホルマリンで不活化し，それらをアジュバントである水酸化アルミニウムとサポニンで混合したもの）を乳牛に接種することで，乳房炎死廃率を有意に低減できることが，溝渕ら[1]や森本ら[2]によって明らかにされています。Imocolibov® 接種後の乳房炎発症率に関しては，溝渕ら[1]はワクチン接種

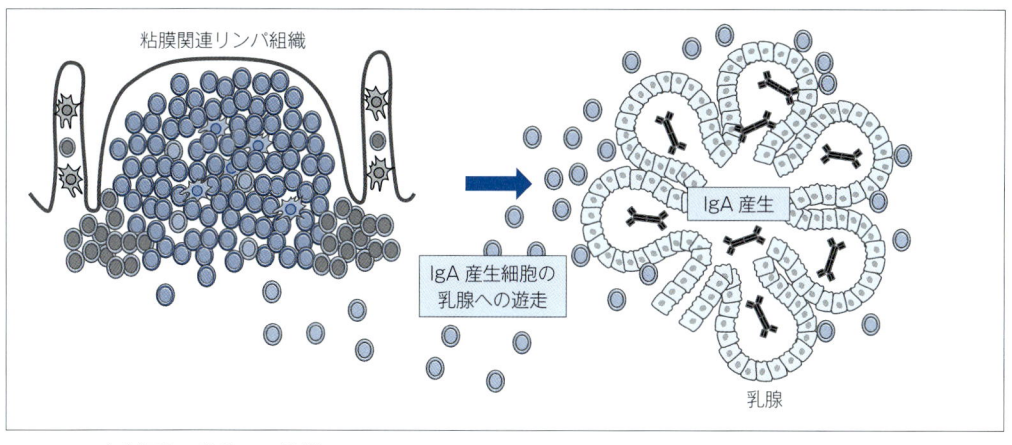

図1　IgA 産生細胞の乳腺への遊送

の効果が認められるとしているのに対し，森本ら[2]はワクチン接種の効果は認められない
としており，未だ統一した見解を得るまでには至っていませんが，Imocolibov® を用いる
ことで乳房炎死廃率のみならず発症率も低下させる効果が期待できるとなれば，酪農経営
に与える影響はきわめて大きいでしょう。

ワクチン接種による免疫応答〜全身と乳腺の違い〜

　牛は，胎盤経由の抗体移行能を有していないことから，出生直後の子牛は乳汁中に含ま
れる母体由来の抗体を速やかに獲得する必要があります。牛の初乳中には，常乳と比べて
非常に高値の IgG_1 抗体が含まれており，事実，初乳合成時になると，乳腺上皮細胞で発
現される胎子性 Fc レセプター抗体（Neonatal Fc Receptor：FcRn）を介して，血清中の
IgG_1 抗体が乳腺上皮細胞内を基底膜側から管腔側へと輸送され，乳汁中へと大量に放出
されます。出生直後の子牛の下痢症を予防するためには，妊娠牛に Imocolibov® を接種す
ることで誘導された大腸菌に対する IgG_1 抗体を，初乳を介して子に移行させることが重
要です。この際，当然のことながら母体の血清中の大腸菌に対する抗体価の上昇も確認さ
れています。Imocolibov® の接種により乳房炎死廃率が低減する1つの要因として，この
血清中の大腸菌特異的抗体と，敗血症の抑制効果との関連性が示唆されます。一方で，
Imocolibov® の接種が乳房炎発症率に与える影響に関して，依然として統一見解が得られ
ていない理由の1つとして，Imocolibov® の接種により誘導される乳腺での免疫応答と，
全身での免疫応答とが一致していないことが考えられます。事実，乳腺の腺房間には
IgG_1 抗体とは異なる種類の免疫グロブリンである IgA 抗体を産生する細胞が豊富に認め
られており，乳汁中の IgA 抗体の多くは血清由来ではなく，乳腺内で分泌されているこ
とが知られています。IgA 抗体は，粘膜関連リンパ組織（例：パイエル板や鼻咽頭関連リ
ンパ組織など）で抗原刺激を受けた成熟 B 細胞が，免疫グロブリンのサブクラスを IgM

抗体から IgA 抗体へとクラススイッチさせた後，各種粘膜組織（例：腸管絨毛内の粘膜固有層や乳腺の腺房間）に遊走することで産生されます（**図1**）。Imocolibov® の皮下接種により，この粘膜関連リンパ組織内に存在する成熟 B 細胞の活性化を期待することは難しいことから，ワクチン接種により，乳房炎死廃率のみならず発症率を低下させるための方法として，乳腺での免疫誘導（特に IgA 抗体産生）を促すための工夫（例：粘膜ワクチン開発）も必要と考えられます[3]。

■引用文献

1) 溝渕俊二，藤明美洋，佐々木光ら．牛毒素原性大腸菌不活化ワクチン接種による乳房炎死廃事故低減の試み．家畜診療．1997；408：13-16.
2) 森本和秀，清水和，黒瀬智泰ら．下痢予防用大腸菌不活化ワクチンの接種による乳房炎死廃事故低減効果．広島県獣医学会雑誌．2009；24：5-9.
3) 林智人．粘膜免疫機構に立脚した家畜感染症予防を考える乳房炎の粘膜ワクチンを例にして．家畜感染症学会誌．2014；3：69-76.

（野地智法）

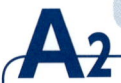

A₂　臨床系研究者の視点から

- 下痢症予防ワクチンは，大腸菌性乳房炎による死廃事故の低減を目的とすべきである。
- ワクチン接種により，感染初期段階の原因菌の増殖が抑えられると考えられる。
- ワクチンの接種により免疫記憶が起こり，自然免疫に何らかの影響があったため，死廃事故が低減されたとする仮説が立てられる。

Imocolibov® 接種による乳房炎死廃事故低減効果

　子牛の大腸菌性下痢症の予防を目的に用いられるワクチンについては，以前にも平田ら[1]や溝渕ら[2]により乳房炎への応用が試みられてきました。筆者ら[3]は，4農場において，それぞれ飼養牛の約半数に対し，試験的に Imocolibov® を接種し，その後の乳房炎発生率および乳房炎罹患牛の死廃率を調査しています。なお，ここでいう「乳房炎」は家畜診療所のカルテに記載された臨床型乳房炎を意味しています。また，調査した農場では以前から甚急性乳房炎による死廃事故が散発していました。筆者らの調査では，Imocolibov® 接種牛は非接種牛に比べて乳房炎発生率および甚急性乳房炎発生率に差はなかったものの，甚急性乳房炎罹患牛の死廃率が有意に低いという結果が出ました（**表1**）。したがって，本ワクチンの応用を考える際は，費用対効果を考慮したうえで死廃事故の低減を目的とすべきと考えられます。

表1　大腸菌ワクチン接種牛と非接種牛との比較

	接種牛（n=133）	非接種牛（n=140）	P 値※
乳房炎発生率（%）	20.3	17.1	0.54
乳房炎死廃率（%）	7.4	29.2	0.07
甚急性乳房炎発生率（%）	5.3	4.3	0.78
甚急性乳房炎死廃率（%）	14.3	83.3	0.03

※ Fisher の正確確率検定の P 値

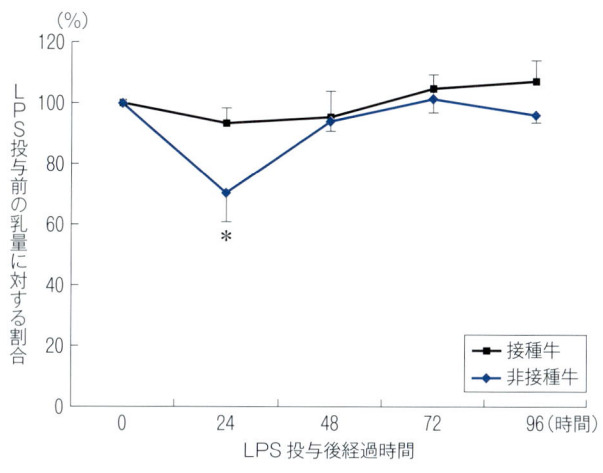

＊ LPS 投与前と比べて有意差あり（P＜0.05）

図1　LPS 投与分房の午前 9 時の乳量推移（相対値，標準誤差）

　では，なぜこのような効果が現れたのでしょうか。筆者ら[4]は，乳房炎に罹患していない乳牛 14 頭の乳槽内にリポ多糖（LPS，グラム陰性桿菌の細胞壁の構成成分）を注入して人工的に急性乳房炎を発症させ，Imocolibov® 接種牛と非接種牛各 7 頭を比較しました。その結果，両群ともに体温が一時 40 ℃以上になり，乳房の硬結や乳汁の透明化が認められましたが，Imocolibov® を接種した牛の方が泌乳量の低下率が低く，症状が軽い傾向が認められました（図1）。なお，これらの牛の乳房炎は約 1 週間で治癒し，乳量も試験開始前の水準に回復しています。

　次に，乳汁から腸内細菌が分離された甚急性乳房炎 56 症例を，その後の転帰により死廃牛と治癒牛に分け，初診時の血液成分や乳汁中の細菌数を両群で比較しました。その結果，死廃牛では治癒牛に比べ，総ビリルビン，遊離脂肪酸（NEFA），クレアチンキナーゼ（CK），乳汁中細菌数の値が有意に高く，血小板数が有意に少ないという結果が出ました。乳汁中の細菌数と予後の関係については第 3 章の Q21（125 ページ）でも同様の成績を示されています。これらのことを考え合わせると，Imocolibov® 接種牛に死廃事故が少なかったのは，ワクチンにより乳房炎の初期段階における原因菌の増殖を抑制できた個体が多かったからとも考えられます。

Imocolibov® 接種による自然免疫応答の変化

　脊椎動物の免疫系には自然免疫と獲得免疫があり，両者は相互に影響を及ぼし合っています。甚急性乳房炎では，大腸菌などのグラム陰性桿菌由来の LPS などが乳腺上皮細胞などのパターン認識受容体に結合して自然免疫が始動し，好中球などが動員されるとともに炎症性サイトカインが産生されて重篤な全身症状がもたらされます（第 1 章 Q6，39 ページ参照）。Imocolibov® の接種により甚急性乳房炎罹患牛の死廃率が低下した機序の詳細は不明ですが，甚急性乳房炎の初期の免疫応答が自然免疫主体であることから，接種により自然免疫応答が誘導される機序に何らかの変化を生じさせた可能性が考えられます。従来，自然免疫には免疫記憶がなく，過去の感染を記憶しているのは獲得免疫であるとされてきましたが，一方で，自然免疫しか持たない無脊椎動物や植物においても免疫記憶の現象が起きることが示されていました。近年，LPS の投与を受けた動物の免疫系遺伝子にエピゲノム変化が誘導されて持続することや，これにより SA に対する抵抗性が上昇することが報告され，自然免疫にも，非特異的ではあるものの免疫記憶が存在することが示されています[5]。

　これらのことから，下痢症予防ワクチンの接種により免疫記憶が残り，自然免疫応答に変化が起きて感染に対する抵抗性が増し，甚急性乳房炎罹患時の症状が緩和され，結果として死廃率が低下したのではないか，という仮説が考えられます。

■引用文献

1) 平田昇, 橋本芳昌, 岩瀬慎司ら. 乾乳期に牛毒素原性大腸菌症不活化ワクチンを投与した乳牛の分娩後における体細胞数の変化と臨床型乳房炎の発症率. 紫葉. 1991；36：85-87.

2) 溝渕俊二, 藤明美洋, 佐々木光ら. 牛毒素原性大腸菌不活化ワクチン接種による乳房炎死廃事故低減の試み. 家畜診療. 1997；408：13-16.

3) Morimoto K, Shimizu M, Kurose T, et al. Efficacy of enterotoxigenic *Escherichia coli* vaccine for bovine clinical mastitis. *J Dairy Res.* 2011;78(2):149-153.

4) Morimoto K, Kanda N, Shinde S, et al. Effect of enterotoxigenic *Escherichia coli* vaccine on innate immune function of bovine mammary gland infused with lipopolysaccharide. *J Dairy Sci.* 2012;95(9):5067-5074.

5) Yoshida K, Maekawa T, Zhu Y, et al. The transcription factor ATF7 mediates lipopolysaccharide-induced epigenetic changes in macrophages involved in innate immunological memory. *Nat Immunol.* 2015;16(10):1034-1043.

（森本和秀）

Q9 グリチルリチンの乳房炎治療効果

ヒトの漢方薬として広く用いられている甘草（カンゾウ）から抽出される天然有機化合物「グリチルリチン」を有効成分とする乳房注入型抗炎症剤があると聞きました。その薬効と具体的な使用法，そしてその治療効果が分かるデータを教えてください。

A1 基礎系研究者の視点から

- グリチルリチンは，世界各国で生薬や甘味料として用いられてきており，薬理作用や安全性，副作用についての報告も豊富にある。
- 乳房炎への効果は，乳汁中のロイコトリエン B4 やヒスタミン濃度の低下，シクロオキシゲナーゼのタンパク発現量や複数のサイトカインの誘導能，補体の活性化などを調節することによると考えられる。

ヒトの漢方薬として知られるグリチルリチン

　乳房炎は乳腺での免疫応答によって生じる炎症反応であり，泌乳期の乳牛では，罹患分房の治療が長引くことで休薬期間中の生乳廃棄量が増えるだけでなく，乳腺組織の修復を困難にして年間乳量を減らし，ひいては農場に経済的損失をもたらします。乳房炎の症状の発現には，多くの生体由来の炎症誘起因子が関与しており，治療にはそれらを抑える抗炎症剤と抗菌薬を併用することが主流になっています。

　グリチルリチン（図1）は，アジア，中東，ロシア，西欧諸国で数百年前から生薬や甘味料として用いられてきた甘草根から抽出される主成分であり，ヒト用の医薬品（表1）としても使用されています。それゆえ，グリチルリチンについては，その薬理作用，安全性，副作用などの情報が豊富にあります。牛の乳房炎に対してはいくつかの炎症誘起因子の過剰な産生を抑えて諸症状を改善させる効果があるといわれています。

グリチルリチンの牛乳房炎への作用

　グリチルリチンの作用の1つに，乳汁中ロイコトリエン B4 濃度を低下させる作用があります。これは，グリチルリチンが細胞内でロイコトリエン B4 の合成に関与する酵素群

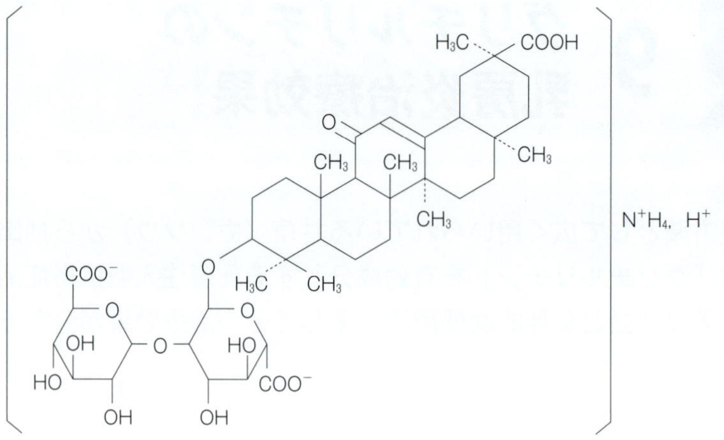

図1　グリチルリチン（グリチルリチン酸－アンモニウム）

表1　グリチルリチンを主成分とするヒト用の医薬品

剤型	効能・効果
注射剤	湿疹，皮膚炎，蕁麻疹，皮膚掻痒症，薬疹・中毒疹，口内炎，小児ストロフルス，フリクテン，慢性肝疾患における肝機能異常の改善
錠剤	湿疹，皮膚炎，小児ストロフルス，円形脱毛症，口内炎，慢性肝疾患における肝機能異常の改善
点眼剤	アレルギー性結膜炎

の活性化を抑え，代謝産物であるロイコトリエン B4 の合成を調節するためと考えられます。過剰なロイコトリエン B4 の合成を抑制することで，ロイコトリエン B4 が引き起こしていた乳腺組織への好中球の遊走と集積が減り，高い体細胞数は正常に近づきます。また，好中球の長期的で過剰な活性が沈静化され，好中球による乳腺組織への侵襲が抑えられ，乳汁中のブツ（凝塊）が減少すると考えられます。

　またグリチルリチンには急性乳房炎の乳汁中ヒスタミン濃度を低下させ，乳房の腫脹および硬結を速やかに改善させる作用があります。グリチルリチンは細胞内で活性型ヒスチジン脱炭酸酵素の量を抑え，誘導型ヒスタミンの産生量を抑えます。これは，グリチルリチンがヒスチジン脱炭酸酵素のタンパク発現に関わる転写因子の量を核内で抑えるためと考えられます。ヒスタミン濃度が低下することで，血管拡張や血管透過性亢進といったヒスタミンの薬理作用に起因する乳房の腫脹・硬結は速やかに緩和され，血漿成分が多く混在していた異常乳も正常化していくと考えられます。

　そのほかにもグリチルリチンには，シクロオキシゲナーゼ（COX）のタンパク発現量，複数のサイトカインの誘導能，補体の活性化などを調節することが報告されており，乳房炎発症時の疼痛や体温上昇などの症状を緩和することが示唆されています。

　一方，グリチルリチンは慢性化した軽度の乳房炎に対して明瞭な改善効果が示されないことがあり，それについては今後の究明が必要です。

（貝　健三）

A₂　臨床系研究者の視点から

・乳房炎の治療は細菌検査 / 薬剤感受性検査に基づいた抗菌薬の投与が主に行われているが，抗菌薬では炎症を抑えることはできない。
・臨床現場での検証では，抗菌薬とグリチルリチンの併用により，体細胞数の減少効果と治療期間の短縮が期待できた。

抗菌薬では乳房炎による炎症は抑えられない

　牛乳房炎は，病原菌が乳房内に侵入し炎症を起こす病気ですが，獣医師は抗菌薬を治療薬の主体とし，病原菌を除菌することで炎症を鎮静化させているのが現状です。実際には，抗菌薬の強い殺菌能力を最大限に引き出すために，細菌検査，薬剤感受性検査を実施してその情報を基に治療を行っていますが，だからと言って乳房炎の症状を必ずしも軽減させているわけではありません。その理由としては，①抗菌薬と病原菌が完全に接触しているか（抗菌成分が菌にまで物理的に届いているか）が不明なこと，②病原菌がバイオフィルムを形成し抗菌薬から逃れていること，③病原菌が組織の深部に逃避していること，④抗菌薬には炎症性サイトカインと炎症性物質を抑制する作用がないことなどが考えられます。

臨床現場でのグリチルリチン投与効果の検証

　近年，動物用医薬品としてグリチルリチン製剤（マストリチン®，共立製薬㈱）が乳房注入型抗炎症剤として承認され，家畜共済では乳房炎初診時に第1世代セフェム系抗菌薬とグリチルリチンの併用を1回に限り使用することが認められています。しかし，副作用の少ない抗炎症剤は，連用することによって効果を発揮する傾向があるために，グリチルリチンの1回投与では効果が実感できない症例が多いと推察されます。筆者ら[1]は，治療方法を以下の3群に分け，グリチルリチンを初診時から3日目に抗菌薬と併用することでの乳房炎の治療効果を調べました。

表1　各群の治療成績（n＝15）

群	項目	正常化	改善	不変	悪化	消失	予防	菌交代
A群（抗菌薬群）	乳房所見		3	11	1			
	乳房感染	4	4	7				
	細菌学的所見					8	2	5
B群（GL群）	乳房所見	6	7	2				
	乳房感染	1	1	11	2			
	細菌学的所見			11	2		1	1
C群（併用群）	乳房所見	11	3	1				
	乳房感染	6	6	3				
	細菌学的所見			4	1	8	2	

表2　治療効果判定

群	著効	有効	無効	有効率 （著効＋有効）
A群（抗菌薬群）	0（0%）	9（60.0%）	6（40.0%）	9/15（60.0%）
B群（GL群）	1（6.7%）	3（20.0%）	11（73.3%）	4/15（26.7%）
C（併用群）	4（26.7%）	9（60.0%）	2（13.3%）	13/15（86.7%）

　A群（抗菌薬群）：抗菌薬（第1世代セフェム系抗菌薬）の3日間注入

　B群（GL群）　　：グリチルリチンの単独初診時乳房注入

　C群（併用群）　：抗菌薬の3日間注入と3日目にグリチルリチンを併用

　治療成績は**表1**に示した通り，A群は細菌学的効果は認められるものの乳房所見の改善が緩慢でした。一方，B群は細菌学的効果が認められないが乳房所見の改善が認められています。C群は，抗菌薬の殺菌効果とグリチルリチンの抗炎症効果の両方が認められました。各群の治療効果判定による有効率（著効＋有効）を**表2**に示しましたが，A群9/15（60%），B群4/15（26.7%），C群13/15（86.7%）という成績でした。**図1**はA群とC群の体細胞数の推移（n＝5）です。A群は初診時の体細胞数が治療後3日目まで減少傾向にありましたが，7日目に増加に転じています。一方，C群の体細胞数は初診時から3日目まで順調に減少し，7日目にはさらに減少し32.5万個/mLまで減少しました。A群は，乳房の腫脹・硬結などの臨床症状の改善が遅れ，さらに体細胞数が7日目に増加する傾向が認められています。これは抗菌薬が炎症性物質を抑制できないことを意味しています。つまり，抗菌薬では殺菌作用は認められるものの完全に除菌することが不可能なため，再度体細胞数が増加したものと推測されます。一方C群では，抗菌薬の殺菌作用に加え，グリチルリチンがアラキドン酸（特にロイコトリエンB4）の合成を抑制したため，乳房の腫脹・硬結などの臨床症状が著しく改善し，加えて好中球の遊走と集積が減

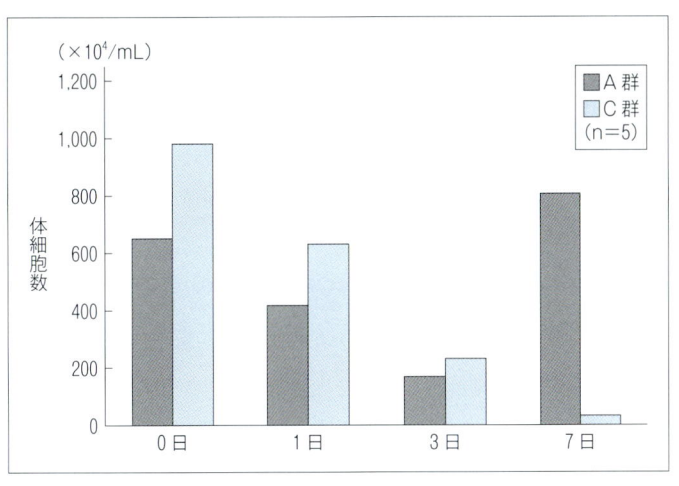

A群（抗菌薬3日間），C群（抗菌薬3日間＋GL併用）

図1　A群とC群の体細胞数の推移

り，体細胞数が減少したものと考えられます。

　これらの結果から，抗炎症作用を有するグリチルリチンの乳房注入には，投与時期，投与回数など，今後さらに検討しなければならない課題もありますが，本剤を抗菌薬と併用使用することにより，乳房炎乳汁の体細胞数減少効果と治療期間の短縮があり，その結果として生乳の早期出荷が可能となれば，グリチルリチンによる費用対効果は十分に期待できるものと考えられます。

■引用文献
1）板垣昌志，貝健三，小峯健一ら．難治性乳房炎に対するグリチルリチン（GL）製剤と抗菌剤の併用療法とその有用性．第9回乳房炎研究会学術集会 Proceeding. 2004.

（板垣昌志）

Q10 *Trueperella pyogenes* 乳房炎

Trueperella pyogenes とはどのような細菌で，この菌を原因とした乳房炎では，どのような点が問題となるのでしょうか？　また，予防対策や治療法についても併せて教えてください。

A1

基礎系研究者の視点から

- 古くは *Corynebacterium pyogenes* と呼ばれていたが，2011 年に新たに *Trueperella pyogenes* に再分類された細菌である。
- pyolysin，ノイラミニダーゼ，プロテアーゼなど種々の菌体外酵素を産生するため，乳腺上皮細胞を破壊または壊死させ，乳房炎へと進行させることで，その量的質的の程度により重症化，難治化させる。
- 薬剤耐性菌の報告が少ないため，初期診断で *T. pyogenes* による乳房炎と確定されれば，ペニシリン系やセファロスポリン系抗菌薬で十分に治療することができると考えられる。

細菌学的分類

　Trueperella pyogenes は，古くは *Corynebacterium pyogenes* の菌種名で呼ばれていましたが，その後取り入れられた分類法により，1982 年に *Actinomyces pyogenes* に再分類されました。1997 年には *Arcanobacterium pyogenes* に，そして 2011 年に再度 *Trueperella pyogenes* に再分類され，何度も菌種名が変わって現在に至っている細菌です[1,2,3]。

　細菌の菌種名を決める系統分類学は，生物学的な特徴（形態学，生物学的性状など）に基づいた古典的な分類から，細菌が保有する染色体 DNA の遺伝情報を分析することによる分類法が現在では主流となっています。以前ではグラム陽性で芽胞を形成しない棍棒状の桿菌は，とりあえずすべて *Corynebacterium* spp. に分類されていましたが，DNA に基づいた分類法によりそれぞれ新しい菌属へ再分類されるようになり，*A. pyogenes* に *Trueperella* spp. という新しい属名が与えられ，*T. pyogenes* という菌種名が命名されたのです。

表1 *Trueperella pyogenes* の保有する病原因子

病原因子	宿主への作用
Pyolysin（PLO）	溶血毒素
細胞外構成成分	
コアグラーゼ結合タンパク	宿主細胞への付着
フィブリノーゲン結合タンパク	白血球による食作用阻害
フィブロネクチン結合タンパク	宿主細胞への付着
産生酵素	
DNase	宿主 DNA の変性
ノイラミニダーゼ	宿主細胞への侵入
プロテアーゼ	宿主細胞タンパクの変性
その他	
上皮細胞への侵入性	
マクロファージ内での生残性	抗食菌作用
バイオフィルム形成能	宿主免疫への抵抗性＆抗菌薬耐性
線毛形成	宿主細胞への付着

文献 4 より作成

主な症状

　T. pyogenes は，一般的にヒトを含む様々な動物の粘膜面における常在菌とされています。そして，日和見感染症の原因菌として知られ，流産，膿瘍，関節炎，心内膜炎，乳房炎，肺炎，髄膜炎，子宮内膜炎，膀胱炎などを引き起こします。

感染機序について

　これまでに報告されている *T. pyogenes* が有する病原因子を表1に示します。そのなかでも特に *T. pyogenes* の産生するノイラミニダーゼやプロテアーゼが病変形成に大きく関与していることが報告されています。

　T. pyogenes は，感染源（宿主の皮膚や粘膜に常在，環境中など）から乳房内に侵入すると，まず線毛を使って乳腺上皮細胞に付着します。あるいは，表1に挙げた菌体表層に存在する種々の結合タンパク質を使って上皮細胞に付着することもあります。付着が完了するとそこで増殖をはじめ，病変を形成する pyolysin やノイラミニダーゼ，プロテアーゼなどを菌体外に分泌し，乳腺上皮細胞を破壊または壊死させ炎症反応を誘発することで乳房炎へ病状を進行させます。さらにバイオフィルムの形成や上皮細胞内への侵入またはマクロファージ内で生存することにより，宿主の免疫から逃れ，乳房炎を重症化あるいは難治化させるものと考えられています。

治療方法について

　一方，*T. pyogenes* の薬剤感受性に関する Zastempowska ら[5]の報告によると，ペニシ

リン，アンピシリン，セフチオフル，セファロチン，ピルリマイシンに対して耐性を持った（あるいは獲得した）菌は認められないため，*T. pyogenes* による乳房炎では彼らの報告にある感受性薬剤により，効果的な治療が行えるのではないかと考えます。黄色ブドウ球菌（*Staphylococcus aureus*：SA）や *Escherichia coli* に比べ薬剤耐性に関する報告が少ないですが，初期診断で *T. pyogenes* による乳房炎と確定できれば，ペニシリン系やセファロスポリン系抗菌薬で十分治療することができるでしょう。

■引用文献

1) Collins MD, Jones D. Reclassification of *Corynebacterium pyogenes* (Glage) in the genus Actinomyces, as *Actinomyces pyogenes* comb. nov. *J Gen Microbiol*. 1982;128(4):901-903.
2) Ramos CP, Foster G, Collins MD. Phylogenetic analysis of the genus *Actinomyces* based on 16S rRNA gene sequences: description of *Arcanobacterium phocae* sp. nov., *Arcanobacterium bernardiae* comb. nov., and *Arcanobacterium pyogenes* comb. Nov. *Int J Syst Bacteriol*. 1997 Jan;47(1):46-53.
3) Yassin AF, Hupfer H, Siering C, et al. Comparative chemotaxonomic and phylogenetic studies on the genus *Arcanobacterium Collins* et al. 1982 emend. Lehnen et al. 2006: proposal for Trueperella gen. nov. and emended description of the genus *Arcanobacterium*. *Int J Syst Evol Microbiol*. 2011;61(6):1265-1274.
4) Jost BH, Billington SJ. *Arcanobacterium pyogenes*: molecular pathogenesis of an animal opportunist. *Antonie Van Leeuwenhoek*. 2005;88(2):87-102.
5) Zastempowska E, Lassa H. Genotypic characterization and evaluation of an antibiotic resistance of *Trueperella pyogenes* (*Arcanobacterium pyogenes*) isolated from milk of dairy cows with clinical mastitis. *Vet Microbiol*. 2012;161(1-2):153-158.

（片岡　康）

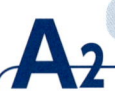

A₂ 臨床系研究者の視点から

・*Trueperella pyogenes* を原因とする乳房炎は，重篤化し全身症状を伴って発見されることが多い。
・早期発見，早期治療ができなければ *T. pyogenes* 乳房炎の治癒率は低くなる。
・全身症状を伴った *T. pyogenes* 乳房炎では，膿様乳汁の排出を促すことが大切である。

乳房炎の特徴と症状について

　Trueperella pyogenes 乳房炎は，ほとんどの例で重篤化し全身症状を伴って発見されます。未経産牛の *T. pyogenes* 乳房炎は刺咬性のハエが媒介するといわれており，夏季の牧野で好発することから夏季乳房炎（Summer Mastitis）とも呼ばれます[1,2]。特に未経産牛の *T. pyogenes* 乳房炎では全身症状を伴うまで発見されにくいとされています[1,3,4]。一方，経産牛では季節性はなく乾乳期や分娩前後に多く発症します[5,6]。経産牛の発症では，周産期疾病と併発して全身症状や罹患分房が重篤化することが多く[5,7]，乳頭損傷が

引き金となり *T. pyogenes* 乳房炎を発症しやすくなることも指摘されています[8]。

罹患分房では化膿性炎症と膿様乳汁の排出が認められ，乳管洞の線維化が起こると膿様乳汁の排出が困難となり，発熱などの全身症状が継続します。感染実験では *T. pyogenes* 接種後2〜4日で罹患分房の腫脹，熱感，疼痛が，4〜7日で膿様乳汁の排出が認められます[4]。乳汁は，細かい少量の凝塊がみられる段階のものから，ヨーグルト状，乳清と分離したカッテージチーズ状の膿様乳汁の段階まで様々な状態を示します。化膿性の乳房炎が続くと乳管洞の線維化が生じます[4]。それでもなお膿様乳汁の排出が持続できれば，次第に全身症状が落ち着き罹患分房は乾乳化します。しかし，乳管洞が閉塞すると罹患分房の化膿性炎症による発熱が続きます。この場合，最終的に瘻管形成により罹患分房から排膿[1]する個体が多くみられます。

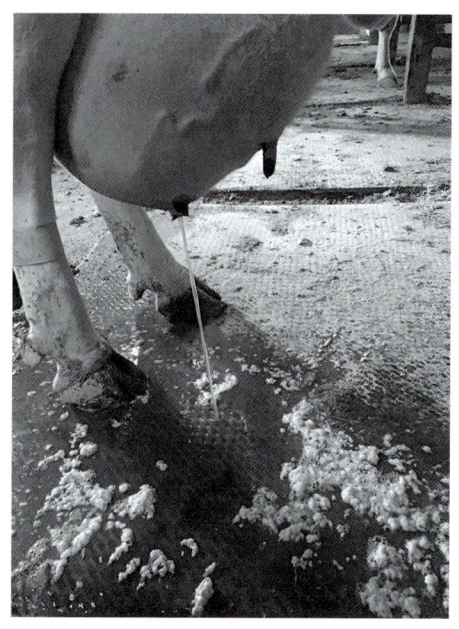

横切開した乳頭から乳清と凝塊に分離した膿様乳汁が多量に排出されている

図1　乳頭損傷の後に *Trueperella pyogenes* 乳房炎に罹患したホルスタイン種経産牛に実施した乳頭切除術

治癒率について

早期に発見して治療を開始できなければ *T. pyogenes* 乳房炎の治癒率は低くなります。*T. pyogenes* の薬剤感受性は広いので[9]，治療には古くから行われてきたペニシリンGの全身投与[1]のみならず，その他の感受性を示す抗菌薬の投与でも一定の効果はあるものと考えられます。しかし，罹患分房の治癒率は経産牛で10〜25%[5〜8,10]，未経産牛においては感染から32時間後という早期に治療を開始した実験例でも40%[3]と低いことが報告されています。また，全身症状を伴わない経産牛における治癒率は32%でしたが，全身症状を伴う経産牛では治癒率が5%と著しく低く，1カ月以内に死亡または淘汰される牛は50%にも上ります[7]。このことから，*T. pyogenes* 乳房炎の発症予防および早期に発見し早期に治療することが大切となります。また，全身症状を伴った *T. pyogenes* 乳房炎発症牛の治療で目指すべきものは，罹患分房の完治ではなく全身症状の緩和による他分房の泌乳回復と言えます。

T. pyogenes 乳房炎の発症予防および早期での発見・治療開始は一般的な乳房炎対策と変わらないため省略しますが，経産牛における *T. pyogenes* 乳房炎の発症は乾乳期と分娩前後に多いことから乾乳期用乳房炎軟膏の使用は特に重要です。また，ハエの発生および

侵入対策や乳頭損傷の予防も忘れてはいけません。

治療方法について

　全身症状を伴った *T. pyogenes* 乳房炎発症牛では，罹患分房の症状が緩和されるまで乳汁の排出を続けるか，乳頭を切除して膿様乳汁を排出させることが重要です。罹患分房の膿様乳汁を乳頭口から排出することが可能であれば，症状が緩和するまで毎日搾乳を行う必要があります[1]。乳房内洗浄も膿様乳汁の排出に効果的です[5]。用手または導乳管で膿様乳汁の排出が困難，または乳頭損傷により搾乳が不可能であれば，最後の手段として乳頭切除術[11]も考慮に入れるべきでしょう[1]。

　乳頭切除術は乳管洞が線維化していない場合に有効な外科処置です。実施時は鎮静または保定と乳頭の局所麻酔を行った後，メスで乳管洞乳頭部を縦切開または横切開します[1,11,12]。この時，乳頭基部にある乳頭静脈叢を傷つけないように十分に注意する必要があります。乳管洞乳頭部の切開により，膿様乳汁が多量に排出されます（図1）。罹患分房から膿様乳汁が排出されれば，解熱し，全身症状も回復しやすくなります。

■引用文献

1) Blowey R, Edmondson P. Summer Mastitis In: Mastitis Control in Dairy Herds, 2nd ed. CAB International. 2010. pp215-219.

2) 更科孝夫，米道裕彌，瀬能昇．北海道における夏季乳房炎：野外症例の臨床，細菌および病理学的所見．畜大研報Ⅰ．1991：17：109-115.

3) Hirvonen J, Pyörälä S, Heinäsuo A, et al. Penicillin G and penicillin G-tinidazole treatment of experimentally induced summer mastitis--effect on elimination rates of bacteria and outcome of the disease. *Vet Microbiol*. 1994;42(4):307-315.

4) 米道裕彌，更科孝夫．北海道における夏季乳房炎：*Actinomyces pyogenes* による実験的乳房炎の臨床と病理学的所見．畜大研報Ⅰ．1991：17：117-122.

5) 石山大，山﨑敦子，藤田昌夫ら．*Arcanobacterium pyogenes* による牛乳房炎の発生状況とその予後に関する考察．家畜衛生学雑誌．2013：39：1-7.

6) 杉山美恵子，園部隆久，豊田洋治．乳牛の *Trueperella pyogenes* による臨床型乳房炎発症後の泌乳量．家畜診療．2015：62：527-533.

7) Ishiyama D, Mizomoto T, Ueda C. Factors affecting the incidence and outcome of *Trueperella pyogenes* mastitis in cows. *J Vet Med Sci*. 2017;79(3):626-631.

8) Pyörälä S, Jousimies-Somer H, Mero M. Clinical, bacteriological and therapeutic aspects of bovine mastitis caused by aerobic and anaerobic pathogens. *Br Vet J*. 1992;148(1):54-62.

9) Zastempowska E, Lassa H. Genotypic characterization and evaluation of an antibiotic resistance of *Trueperella pyogenes* (*Arcanobacterium pyogenes*) isolated from milk of dairy cows with clinical mastitis. *Vet Microbiol*. 2012;161(1-2):153-158.

10) Waage S, Skei HR, Rise J, et al. Outcome of clinical mastitis in dairy heifers assessed by reexamination of cases one month after treatment. *J Dairy Sci*. 2000;83(1):70-76.

11) Weaver AD, St Jean G, Steiner A. 田口清，鈴木一由 訳：牛の外科マニュアル第2版．チクサン出版社．東京．2008. pp194-204.

12) Quinn AK, Vermunt JJ, Twiss DP. *Arcanobacterium pyogenes* mastitis in a 18-month-old heifer. *N Z Vet J*. 2002;50(4):167-168.

（石山　大）

第2章
環境・栄養と乳房炎

Q11 カビの生えた飼料と臨床型乳房炎の関係

以前，搾乳衛生や搾乳システムに特に問題のない牛群で，カビの生えた飼料を給与してしまった時に，大腸菌群による臨床型乳房炎の発生が何度かみられました。これは，アフラトキシンなどのカビ毒による抗病力低下によるものでしょうか。飼料中のカビと臨床型乳房炎の関係を教えてください。

A1 基礎系研究者の視点から

- カビが生えた飼料のすべてがカビ毒を含むわけではない。
- 流通飼料中のカビ毒についてはサーベイランスが行われており，基準値を超えた飼料は出回っていない。
- 現段階では，カビ毒の摂取に起因するような疾病発生は，国内では確認されていない。

カビ＝カビ毒ではない

　カビが生えた飼料のすべてがカビ毒を含むわけではありません。カビ毒は特定の真菌の特定の株が産生するものです。また，カビは生える場所を選ばないように考えられがちですが，カビ毒産生菌に関していえば，汚染しやすい対象と環境があります。例えば，デオキシニバレノール（DON）は，麦やトウモロコシに圃場で赤カビ病の原因真菌である *Fusarium graminearum* などが寄生することにより産生されます。アフラトキシン（AF）は圃場でも貯蔵中にも汚染が起こる可能性がありますが，穀物や種実から，飼料の場合は配合飼料原料のトウモロコシなどから検出されることが多く，乾草や牧草サイレージからはほとんど検出されていません。また，*Aspergillus flavus* などのうち AF 産生株は亜熱帯以南で増殖することが知られており[1]，基本的に自給飼料から AF が検出される可能性は非常に低いと考えられます。日本では，流通飼料中の AF，DON などについて，（独）農林水産消費安全技術センターにおいてサーベイランスが行われており[2,3]，基準値（牛の健康被害防止に加え，畜産物への残留によるヒトの健康被害防止を考慮した値。直ちに流通を止めなければならない「指導基準」と，当局に報告し，リスクの程度に応じて対処することになる「管理基準」がある）[4]を超えた飼料は出回っていません。

　これまで DON などのフザリウム真菌によるカビ毒については，国内の自給飼料での汚

表1 中毒事故，給与試験，実態調査などに見るマイコトキシン量と症候

マイコトキシン	マイコトキシン量	飼料	症候	文献
アフラトキシン B1	77 ppm	ピーナツ（種実）	流産，斃死	Ray ら[9]
総アフラトキシン	2.2 ppm	ピーナッツ茎葉	黄疸，光線過敏症，下痢を呈して斃死	McKenzie ら[10]
アフラトキシン B1 および B2	2.4 ppm	スイートコーン（全草，圃場）	全身浮腫，斃死	Hall ら[11]
アフラトキシン B1	1.1 ppm	ひまわり油粕	肝機能障害，慢性下痢，死亡率増加	Kaleibar ら[12]
デオキシニバレノール	3.5 ppm，63 日間	汚染トウモロコシ，小麦，コーンサイレージを含む TMR	好中球の貪食能抑制 抗体上昇の一次応答：促進，二次応答：変化なし 臨床症状なし	Korosteleva ら[14]
デオキシニバレノール	4 ppm 以上	コーンサイレージ	低濃度サイレージ給与農場と疾病発生率に差はない	佐藤ら[15]

参考：日本における基準値
アフラトキシン B1 ：0.02 ppm（配合飼料，哺乳牛および乳用牛を除く）
デオキシニバレノール：4 ppm（生後 3 カ月以上の牛）

染実態が明らかではありませんでした。しかし，最近いくつかの報告があり，全国的にある程度の率で検出されるものの，全般にその濃度は高くないことが分かってきました[5,6]。

またカビ毒の定量では，現場で簡易に利用できる ELISA 法では，偽陽性がしばしばみられることが問題となっており注意を要しますが，最近ではこれを解決する前処理法の改良が提案されています[7]。

カビ毒と乳房炎の発症は関係あるのか

乳房炎などの生産病の発生をカビ毒と関連付けるのは，AF や DON の免疫抑制作用を心配されているものと思います。免疫抑制作用が現れる毒性用量を調べてみると，たとえば成長期のラットに AFB_1 を経口投与した研究では，300 $\mu g/kg$・体重，隔日 4 週間で細胞性免疫の抑制が起こっています[8]。しかしこれは体重 500 kg の牛で考えれば隔日 150 mg に当たり，大変な高濃度の飼料を摂取したことになります。

細胞や実験動物などのデータでなく，実際の牛の症例報告や投与試験での症候を挙げれば（表1），AF では一度に大量のカビ毒を摂取した場合に斃死を含む重篤な急性中毒症状が現れています[9,10,11]。2007 年に発生したイランでの子牛の死亡率増加事例では，免疫抑制の傾向がみられていますが，これも 1.1 ppm と日本の子牛および乳牛の配合飼料の基準値を大幅に超える濃度の AF を長期に摂取しています[12]。国内でこのような症例は報告されていませんが，牛に免疫毒性が現れるような基準値を超過した AF の曝露があった場合には，牛の治療を考えるよりもヒトへの発がんリスク回避のため，飼料と畜産物の流通を直ちに停止し，都道府県を通じて農林水産省畜水産安全管理課に通報することが先決となります。

免疫毒性でより問題となる DON については，牛ではルーメン内で分解されるため豚に

比べ耐性が高いものの[13]，基準値程度の量を数週間摂取すると白血球の貪食能などに影響が出たとの報告があります。しかし，このような場合でも臨床的な症状は現れていません[14]。一方，国内の実態調査で，農場で給与していたトウモロコシサイレージに基準値を超える例が見つかっていますが，基準値以下の農場との疾病発生率に差はなかったことが報告されています[15]。

　カビの生えた飼料を給与した際に疾病の発生が起こるということは実際にあります。しかし，このような事例をカビ毒によるものとするには，上記のようにかなり疑問があります。むしろ，カビの生えた飼料の品質低下という側面が重要ではないでしょうか。

　なお，前述の畜水産安全管理課では，獣医師向けに飼料のカビとカビ毒について注意喚起するパンフレットを配布しています（図1）。

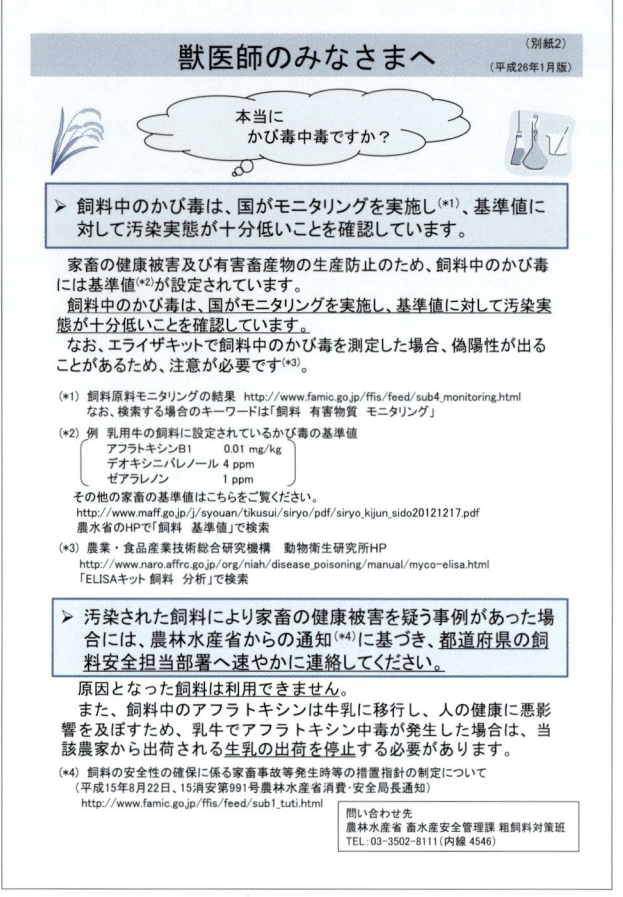

図1　畜水産安全管理課からの獣医師向けパンフレット
平成26年1月時点のパンフレットであるため，HPなどの情報は更新されている。それぞれの事項で検索すると現在の情報が得られる

■引用文献

1) 真鍋勝，鶴田理，田中健司ら. 食品総合研究所研究報告（33）. 農業・食品産業技術総合研究機構食品総合研究所. 1978. pp242-246.
2) （独）農林水産消費安全技術センターHP〈http://www.famic.go.jp/ffis/feed/sub4_inspection.html〉2018年2月19日参照.
3) （独）農林水産消費安全技術センターHP〈http://www.famic.go.jp/ffis/feed/sub4_monitoring.html〉2018年2月19日参照.
4) 農林水産省HP〈http://www.maff.go.jp/j/council/sizai/siryou/42/attach/pdf/index-2.pdf〉2018年2月19日参照.
5) 平岡久明. 飼料中のマイコトキシン汚染状況. 臨床獣医. 2007；25（6）：10-17.
6) 湊啓子. 飼料用トウモロコシの赤かび病とデオキシニバレノール汚染. 北海道獣医師会雑誌. 2012；56：609-614.

7) Hiraoka H, Yamamoto K, Mori Y, et al. Modified use of a commercial ELISA kit for deoxynivalenol determination in rice and corn silage. *Mycotoxin Res*. 2013;29(2):79-88.

8) Raisuddin S, Singh KP, Zaidi SI, et al. Immunosuppressive effects of aflatoxin in growing rats. *Mycopathologia*. 1993;124(3):189-194.

9) Ray AC, Abbitt B, Cotter SR, et al. Bovine abortion and death associated with consumption of aflatoxin-contaminated peanuts. *J Am Vet Med Assoc*. 1986;188(10):1187-1188.

10) McKenzie RA, Blaney BJ, Connole MD, et al. Acute aflatoxicosis in calves fed peanut hay. *Aust Vet J*. 1981;57(6):284-286.

11) Hall RF, Harrison LR, Colvin BM. Aflatoxicosis in cattle pastured in a field of sweet corn. *J Am Vet Med Assoc*. 1989;194(7):938.

12) Kaleibar MT, Helan JA. A field outbreak of aflatoxicosis with high fatality rate in feedlot calves in Iran. *Comp Clin Pathol*. 2013;22:1155-1163.

13) Rotter BA, Prelusky DB, Pestka JJ. Toxicology of deoxynivalenol (vomitoxin). *J Toxicol Environ Health*. 1996;48(1):1-34.

14) Korosteleva SN, Smith TK, Boermans HJ. Effects of feed naturally contaminated with Fusarium mycotoxins on metabolism and immunity of dairy cows. *J Dairy Sci*. 2009;92(4):1585-1593.

15) 佐藤千尋，大山貴行，千葉伸．岩手県産とうもろこしサイレージにおけるデオキシニバレノール濃度の実態調査．岩手県獣医誌会報．2011；37：181-184.

（山中典子）

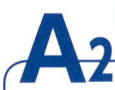

臨床系研究者の視点から

A₂

・カビ毒が原因となって乳房炎などの疾病が起こるということに，科学的な裏付けはない。
・カビが生えるような低品質の飼料では，嗜好性の低下やエネルギー不足などが懸念される。疾病はその結果として起きているとも考えられる。

カビ毒による乳房炎？　裏にある栄養の過不足

　牛にカビの生えた飼料を与えていた時に疾病に罹患すると，その原因を安易にカビ毒のせいにする生産者や獣医師が多いように思います。しかし，何事も科学的な裏付けの基に判断されるべきであり，本当にカビ毒が主なる原因かどうかは，ほかの要因も分析してから判断するべきです。

　DONが本当に乳房炎（＝体細胞数の増加）の原因になっているかどうかは，臨床的な経験もなければ文献的にも見当たりません。DONは十二指腸に達するまでに大部分が分解され[1]，乳中にほとんど移行しないといわれており[2]，北海道で子牛と泌乳牛にDON汚染トウモロコシサイレージを給与しても障害は出なかったとする試験結果があります（**表1**）[3]。トウモロコシサイレージの場合，DON汚染はサイロ貯蔵中よりも圃場での汚染の方が多いと考えられます[4]。2012年に，北海道石狩管内，釧路管内で「根腐病」と思われていた病状が，実はDONを産生する *Fusarium graminearum* による「フザリウム茎腐

表2　デオキシニバレノール汚染飼料の給与による乳生産成績と体重変化量への影響

		DON群[1]			対照群[2]		
		平均値	±	標準偏差	平均値	±	標準偏差
乳量[3]	(kg／日)	35.6	±	4.8	37.2	±	4.5
乾物摂取量[3]	(kg／日)	22.0	±	2.7	23.8	±	2.4
乳脂肪[4]	(%)	4.4	±	0.6	3.9	±	0.8
乳タンパク[4]	(%)	3.0	±	0.1	3.1	±	0.3
無脂固形分[4]	(%)	8.4	±	0.2	8.7	±	0.3
乳糖[4]	(%)	4.5	±	0.1	4.6	±	0.1
4%脂肪補正乳量[4]	(kg／日)	37.4	±	5.7	36.4	±	4.8
体重変化量[5]	(kg)	1.0	±	33.7	6.0	±	21.6

DON：デオキシニバレノール
1) 分娩後31〜90日に16.3 ppmのDON汚染飼料を給与した5頭
2) 分娩後31〜90日に1.9 ppmのDON汚染飼料を給与した5頭
3) 値は個体ごとに毎日測定した各群計300回測定の平均値と標準偏差
4) 値は個体ごとに月2回測定した各群計20〜25回測定の平均値と標準偏差
5) 試験終了時体重−試験開始時体重
両群間に有意差なし（$P<0.05$）

病」であることが分かりました[5]。根腐病や茎腐病の場合，稈や根近くの茎内部が空洞化するため，サイレージ調製時の踏圧による脱気が十分できず，発酵品質が低下するおそれがあります。この結果，嗜好性の低下から乾物摂取量や繊維，エネルギーの不足を招きます。また，同一菌が原因であるトウモロコシの「赤カビ病」は実入りが悪くなるため，トウモロコシサイレージとして使用する場合デンプン含有量が低下してしまいます[6]。給与飼料中のデンプンに比べ溶解性タンパク質の割合が高くなると，ルーメン内でアンモニアの産生が増加し，乳中尿素態窒素（MUN）の上昇や，体細胞数の増加に結びつくおそれがあります。筆者らは，群でのMUNの目標範囲を8〜10 mg/dLとしており[7,8]，MUNが高くなるほど臨床型乳房炎を含めた乳房炎感染や飛節の腫れなどが増加する傾向がみられます。基準範囲は異なりますが，高MUN牛は低MUN牛に比べて淘汰が多く，疾病と隣り合わせでいる危険な状況だといわれています[9]。

カビによるサイレージ品質の悪化

　一方，牧草の場合，サイレージ調製時の踏圧不足による空気の残留で，酪酸発酵およびカビ発生により嗜好性の悪いサイレージができてしまう場合があります。前述の通り，サイレージにカビが発生したからといってカビ毒が存在するとは限りません。このようなサイレージを給与すると，酪酸摂取による障害や，繊維摂取量の減少によるルーメンアシドーシスの発生，さらにルーメン内グラム陰性菌の死滅，それによる内毒素（エンドトキシン）やヒスタミンが産生されることはよく知られており[10]，実験的に大腸菌由来のエンドトキシンであるLPSを牛の乳房内に注入すると，発熱や体細胞数の増加がみられます[11,12]。また，バルク乳体細胞数が30万前後の牛群にカビ毒吸着剤を給与すると体細胞数が低下すると聞いたことがあります。多くのカビ毒吸着剤は，AFはよく吸着しますが

DON の吸着率は高くありません[13]。しかし，カビ毒吸着剤販売会社の内部資料には，カビ毒吸着剤が LPS を吸着するデータがあります。

まずは身近にあるデータを確認しよう

　品質（嗜好性）の悪い飼料を給与して牛群全体の体細胞数が高くなった場合，搾乳技術の確認や体細胞数の高い牛のピックアップも必要ですが，身近にあるデータ（牛や糞の状態，乳検データ，代謝プロファイルテストなど）を確認し，給与飼料の栄養価や摂取量などを点検，計測してルーメン内環境を整えるよう改善することも必要です。牛を健康にし，抗病性を高めることは臨床型乳房炎の発生を減少させるだけでなく，牛群全体の体細胞数を下げることにもなり，さらには農場の収益性の向上にもつながると考えられます。蛇足になりますが，MUN が高い場合やデンプン質飼料の多給によるルーメンアシドーシス（乳酸発酵）には，消化速度の速い繊維（ペクチン→酢酸発酵）を多く含んだ飼料（例えばビートパルプなど）の給与，あるいはデンプン質飼料との置き換えも問題解決につながるでしょう。

■引用文献

1) Seeling K, Dänicke S, Valenta H, et al. Effects of Fusarium toxin-contaminated wheat and feed intake level on the biotransformation and carry-over of deoxynivalenol in dairy cows. *Food Addit Contam*. 2006;23(10):1008-1020.
2) Charmley E, Trenholm HL, Thompson BK, et al. Influence of level of deoxynivalenol in the diet of dairy cows on feed intake, milk production, and its composition. *J Dairy Sci*. 1993;76(11):3580-3587.
3) 地方独立行政法人　北海道立総合研究機構　畜産試験場：平成 22 年度　成績概要研究コード 214340，研究課題名：デオキシニバレノール高濃度汚染飼料の給与が牛の健康と乳生産に及ぼす影響〈https://www.hro.or.jp/list/agricultural/center/kenkyuseika/gaiyosho/23/f3/04.pdf〉
4) 平岡久明. 飼料中のマイコトキシン汚染状況. 臨床獣医. 2007：25（6）：10-17.
5) 農研機構 HP〈http://www.naro.affrc.go.jp/org/nilgs/diseases/contents/d1.htm#　フザリウム茎腐病〉2018 年 2 月 19 日参照
6) 農研機構 HP〈http://www.naro.affrc.go.jp/org/nilgs/diseases/contents/d1.htm#　赤かび病〉2018 年 2 月 19 日参照
7) 渡邉徹. 経営が苦しい酪農家のための、間違いだらけの酪農経営改善 No.9　IV最初の「データ確認」. デーリィジャパン. 2010：55（1）：60-63.
8) 相原光男. 今日も明日も牛群検定が約束するあなたの酪農経営　その 11　MUN、P/F による乳牛の健康管理. デーリィジャパン. 2011：56（11）：62-67.
9) 田中義春. 「乳」からのモニタリング. デーリィ・ジャパン社. 東京. 2012. p114.
10) 元井葭子 : ルミノロジーの基礎と応用（小原嘉昭　編）. 農文協. 東京. 2006. pp196-204.
11) Wellnitz O, Arnold ET, Bruckmaier RM. Lipopolysaccharide and lipoteichoic acid induce different immune responses in the bovine mammary gland. *J Dairy Sci*. 2011;94(11):5405-5412.
12) Alzahal O, Alzahal H, Steele MA, et al. The use of a radiotelemetric ruminal bolus to detect body temperature changes in lactating dairy cattle. *J Dairy Sci*. 2011;94(7):3568-3574.
13) グアン・シュー：せかいのカビ毒汚染状況〜畜産業界への影響と対策. 北海道酪農技術セミナー 2013. 6-14.

（大谷昌之）

Q 12 乳房炎と牛床の衛生度合いの関係

牛床の管理で敷料が衛生的かどうかを現場で調べる方法はありますか？　戻し堆肥の不具合による乳房炎発生を防ぐ，優れた戻し堆肥とはどのようなものでしょうか。乳房炎と牛床の関係について教えてください。

A 1　基礎系研究者の視点から

- 乳房炎予防のためには，乳頭周辺の環境中細菌数を 100 万個 /mL 以下に保つべきである。
- 菌種と敷料の種類との関係で，菌の増殖の様子は異なる。
- 水分を多く含む敷料ほど細菌量は多い。
- オガクズの含水率を簡単に推定する方法がある。
- 戻し堆肥は温度管理や菌の調整が重要である。

敷料中の細菌数と乳房炎の関係

敷料中の細菌数が 100 万個 /mL*以上になると，乳房の感染の機会は飛躍的に上昇します。敷料中の細菌濃度が上がると，乳頭周辺に付着して搾乳作業時や横臥時に直接乳頭口より感染します。そのため，乳頭周辺の環境中の細菌数を常に 100 万個 /mL 以下に保つことが，乳房炎の防除には重要です。

また，菌種と敷料の種類との関係で，菌の増殖の様子が異なります。例えば，クレブシエラ（*Klebsiella pneumoniae*）が 1 万個 /mL 存在する未使用のオガクズを敷料として使用し，かつ糞尿により含水率が 70％以上にまで上がっている場合，敷料の温度が牛の体温によって上昇すると菌数が一気に 1,000 万個 /mL 以上になってしまう可能性が高くなります。このような状態で敷料を放置すると，牛は大腸菌性乳房炎に罹患しやすくなります。バルクタンク内で増殖する低温細菌の一種である *Pseudomonas* spp. も，敷料中では同様に増殖してしまう場合があります。乳房炎起因菌として代表的な *Streptococcus* spp. や *Staphylococcus* spp. では，オガクズ内で少ない菌量（100 個 /mL）のものが 100 万個 /mL まで増殖することもあります。一方で耐熱菌である *Bacillus* spp. や日和見感染の原因となる *Candida* spp. では，100 個 /mL 程度から 1 万個 /mL ほどまでは増殖しますが，100 万個 /mL まで増殖することはありません。つまり，菌によって増殖の程度が異なる

水分	手でオガクズを握り固めた時の状態
80%程度	手で握ると手から水があふれ落ちる
70%程度	手で握ると塊になり，手から離しても塊は壊れない。手に水分を感じる
60%程度	手に湿り気を感じ，手で握ると塊になり，塊に指の跡が明瞭に付く
50%程度	手に湿り気を感じ，手で握ると塊になり，手から離しても壊れた塊が少し残る
40%程度	手に湿り気を感じ，握ると軽く固まる
30%程度	手に湿り気を感じず，手のひらにオガクズが付くが握っても塊にならない

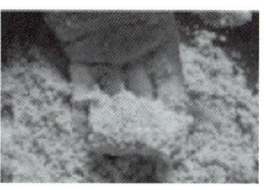
含水率70%

手のひらに水分を感じる

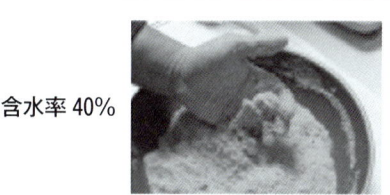
含水率40%

塊が崩れる

図1　オガクズの水分判断：手握り法

ことから，牛床においてはその菌の増殖に適さない環境づくりをすることが重要になります。また，牛床環境をよくするために敷料を細かく裁断することがありますが，実は細かくするほど表面積が増えるため，かえって増菌を助長してしまうことも判明しています。このことは，敷料は裁断せずそのままの状態で使用した方が好ましいということを示唆しています。無機質である砂を使用する場合においても，表層付近では280万個/mL，中底層付近では1,000万個/mLの菌が存在していることがありますので，無機質の敷料でも菌の増殖があり得ることには注意が必要です[1]。

現場で大まかにオガクズの含水率を判断する簡易的な方法があります（図1）。例えば，手でオガクズを握り，その際水分が滴り落ちる状態であれば含水率は80%ほどであり，それに含まれる菌数は1,000万個/mLを超えていると予測できます。握ると軽く固まる状態の含水率は40%以下であり，その程度が理想的な状態と考えてよいでしょう。

牛床を衛生的に保つには，毎日ストールの後ろ半分を取り除き，新鮮な敷料と置き換え，ストール前半分の敷料を移動させないようにすることです。そのうえで週に1回ストールからすべての敷料を入れ替えるのがよいと考えます。ストールの敷料中の細菌数はおよそ24〜48時間で最大になります。敷料中の水分をいかに減らすかが細菌数の低減につながるでしょう。

＊単位は/gで実測しています。

敷料に適したよい戻し堆肥とは

近年，牛床の敷料として戻し堆肥を利用する農場が見受けられます。しかし，単なる家畜の糞のみでは，敷料に適したよい戻し堆肥をつくることはできません。副資材として粗大有機物といわれているオガクズやもみ殻を混合させ，空気の通り道や炭素/窒素比率

（C/N）の調整をすることが肝要です。堆肥化の初期では，微生物による糖の分解によって，生育の早い好気性菌や糸状菌の発酵により発熱する現象がみられ，次に繊維の分解が起きます。この時の温度は60℃以上となり，病原起因菌は死滅します。その後 *Bacillus* spp. などの高温菌が，次いで *Thermoactinomyces* spp. の放線菌が出現し，堆肥温度がゆっくり下がりながらほかの多種類の微生物が生育し活動します。先行の発酵熱が不

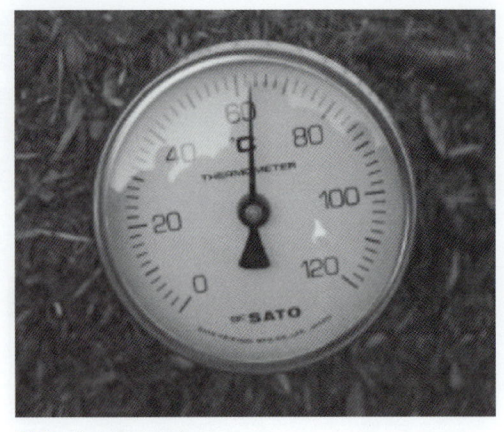

図2　サーモメーター

十分で病原起因菌が死滅していない状態で作成した戻し堆肥を使用すると，著しい細菌感染を引き起こすことがあります。このため，戻し堆肥の調整には，含水率，空気の通り道，適切な発酵に応じた切り返しを行い，有益な微生物が発育しやすい条件を整えることが必要です。微生物学の分野では，63℃，30分以上で一般好気性菌は死滅するといわれています（図2）。良質な戻し堆肥をつくるうえで発酵熱で病原起因菌を完全に死滅させることは当然ですが，その後に出現してくる高温菌である *Bacillus* sp. や，その後の放線菌の出現を確認することこそ，敷料に適した戻し堆肥を作出するうえで重要といえるでしょう。

■引用文献

1）National Mastitis Council Annual Meeting Proceedings. 2002.

（梅原健治）

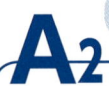　臨床系研究者の視点から

A₂

・敷料の細菌培養に際しては，経過時間と使用場所を加味して，しっかりとした事前計画を立てるべきである。
・敷料によっては使用前の時点で細菌数が高いものもある。
・オガクズの種類（業者）により，乳房炎の発生具合が違う可能性がある。

　細菌数の多い敷料は乳頭汚染の原因となります。敷料を細菌培養することで，敷料にどれだけ細菌数が含まれているかをモニタリングすることは，環境性乳房炎の対策を考えるうえで非常に有用です。

表1　敷料交換後のオガクズ中菌量の推移

採材場所	大腸菌群（個/g）	レンサ球菌群（個/g）	大腸菌（個/g）
新鮮オガクズ	1.3×10^4	8.0×10^4	1.6×10^3
フリーバーン1日目	1.4×10^6	1.1×10^7	1.0×10^4
フリーバーン3日目	1.0×10^6	2.7×10^6	5.0×10^4
フリーバーン4日目	7.5×10^5	2.4×10^6	4.7×10^5

　ただし，敷料の細菌培養には，農場内での敷料の動き（経過時間と使用場所）を把握して，敷料の細菌培養を行い，しっかりとした事前計画を立てることで環境性乳房炎の予防対策の一助になり得ます。これには具体的な対策の試行と再度の検査の実施（対策の効果確認）が重要となります。ここでは，酪農現場において敷料の細菌培養結果を活用した乳房炎予防対策の具体例を紹介しますので，ぜひ参考にしてください。

事例1：使用前の敷料の培養

　供給元が異なる3社（A社，B社およびC社）の使用前のオガクズの大腸菌群数を測定したところ，A社製が3.5×10^2個/g*，B社製が3.2×10^6個/g，C社製が1.3×10^4個/gとの結果が得られました。この場合，A社製のオガクズでは菌数はさほど高くなく，その結果を受ければ安心して使用することができると考えられます。一方でB社製ではすでに菌数が300万個/gを超えているので，使用に際しては何かしらの対策（消石灰の混合など）が必要となるでしょう。同様にC社製のオガクズも同じ対策が必要になると思われます。環境条件によって急速に細菌は増殖するので，敷料にするオガクズの初期の細菌数は，その後の危険領域に到達する時間を左右することになります。この結果は，農家がよく言う「オガクズの種類（業者）により乳房炎の発生具合が違う」ことの科学的な裏付けとなるでしょう。

＊個/gで検査すると水分の違いにより採材量が異なるので，水分量は菌数に大きく影響しますが，この調査を行った当時はこちらで計測していました。

事例2：使用後の時間経過

　大腸菌性乳房炎の発生は少ないものの，軽度な乳房炎が多発している農場で調査を行いました。その農場では，フリーバーンの敷料のレンサ球菌群の菌量が，1日目ですでに危険領域（1.1×10^7個/g）に達していました（**表1**）。牛舎のフリーバーン以外の場所でも細菌検査を行ったところ，ストールベッド表面からもレンサ球菌群が大量に検出され，この農場の乳房炎の主たる原因菌は牛床のレンサ球菌と推測されました。対策としてストールベッドの表面に石灰を散布し，表面を乾かすように指示しました。この農場の場合，良質な戻し堆肥を作成し，それを敷料として使用することができれば，乳房炎の原因菌の増殖を防ぐことが可能と考えられます。

表2 大腸菌性乳房炎多発農場での敷料の調査と対策

採材場所	大腸菌群（個/g）	大腸菌（個/g）	具体的対策
フリーバーン現状	4.0×10^6	1.8×10^6	
フリーバーン舎耕転後	6.0×10^5	1.0×10^5	消石灰を散布後耕運する。再検査してみる
待機場敷料	6.0×10^7	1.4×10^5	入口のみ敷く
ストールベッドの表面	2.2×10^7	1.7×10^6	発泡消毒後，ゼオライト系資材の散布
畳裁断敷料	1.1×10^6	4.8×10^5	堆肥の水分調節剤として使用，敷料不可

事例3：問題場所の特定（大腸菌性乳房炎が多発）

　裁断古畳を敷料として使用していた農場で，大腸菌性乳房炎が問題になることがありました（**表2**）。敷料の細菌培養を行ったところ，使用前の段階で多くの大腸菌群が繁殖していることが判明しました。つまり，使用していた裁断古畳には，搬入の時点ですでに問題があることが分かりました。そこで，裁断古畳の敷料利用は中止し，在庫量は糞尿の水分調整剤として利用処分してもらいました。また，待機場に敷かれていたオガクズにおいても多くの大腸菌群が検出されましたので，待機場は一部を除いて敷料散布をやめてもらいました。ストールベッドの表面も細菌数が多かったので，牛床掃除後の石灰散布を継続してもらいました。以上の対策を実施したところ，大腸菌性乳房炎の新規発症は止まりました。

■引用文献

1) Kristula MA, Dou Z, Toth JD, et al. Evaluation of free-stall mattress bedding treatments to reduce mastitis bacterial growth. *J Dairy Sci*. 2008;91(5):1885-1892.
2) Zehner MM, Farnsworth RJ, Appleman RD, et al. Growth of environmental mastitis pathogens in various bedding materials. *J Dairy Sci*. 1986;69(7):1932-1941.
3) Hogan JS, Smith KL: A Practical Look at Environmental Mastitis, Compendium on Continuing Education for the Practicing Veterinarian. 1987. 9(10), p.F342.

（榎谷雅文）

Q13 暑熱ストレスと乳房炎の関係

暑熱期に乳房炎の牛が増える農場があります。牛側と環境面，両方にその原因があるように思いますが，暑熱ストレスと乳房炎の関係や，環境面の改善点などを教えてください。

A1 基礎系研究者の視点から

・暑熱ストレスは泌乳牛の免疫機能や内分泌機能に大きな影響を及ぼす。特に高泌乳牛ほどその影響は大きい。
・暑熱対策においては，夜間の牛舎への十分な送風や換気，十分な引水の補給といった対策が重要となる。

暑熱ストレスと乳房炎の関係

夏季乳房炎（Summer Mastitis）や夏季不妊症（Summer Sterility）という言葉があることでも分かるように，暑熱ストレスは種々の環境ストレスのなかでも泌乳牛の免疫機能や内分泌機能に最も大きな影響を及ぼす環境要因の1つです[1]。また，暑熱ストレスによる乳房炎の発生率や乳生産量の低下は，高泌乳牛ほど大きいといわれています[2]。また，暑熱ストレス負荷によってリンパ球機能の著しい低下[3]や乳汁体細胞数の増加などが起こります[4]。泌乳牛の乳生産適温域は4〜24℃[5]といわれていますが，高泌乳牛においては，さらに低い温域に偏っていると思われます。したがって，高温多湿の気象条件となる夏季での暑熱ストレスの緩和が，我が国における泌乳牛の飼養において最も大きな課題の1つとなっています。また，乳房炎の7〜8割を占める潜在性乳房炎は最難治疾病の1つとされていて，その年間被害額は800億円を下らないと概算されています[6]。

以前，ズートロン（環境調整可能大動物飼育室）を用いて，暑熱ストレスが乳牛の免疫機能などに及ぼす影響を調べる実験を行いました[7]。すなわち，泌乳中期のホルスタイン種牛8頭を常温環境（室温18℃，相対湿度約60% RH）で11日間飼養後，暑熱環境（室温28℃，相対湿度約60% RH）に13日間曝し，頚静脈からの採血および乳房からの採乳を行いました。その結果，暑熱ストレスによって日乳量，血液白血球数および血液CL能（CL：Chemiluminescence Activity の略。CL能は貪食白血球の殺菌能を評価できる）が

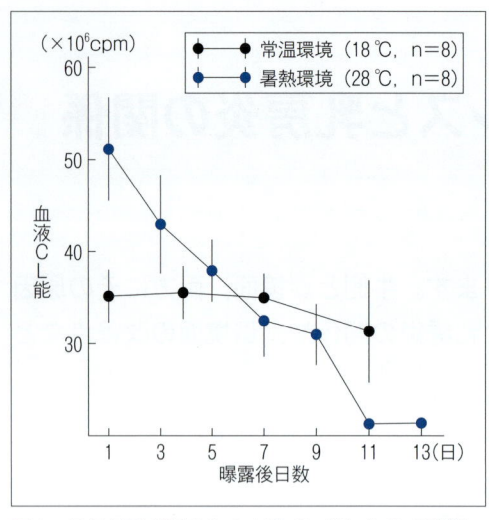

図1　暑熱曝露が泌乳牛の血液 CL 能に与える影響

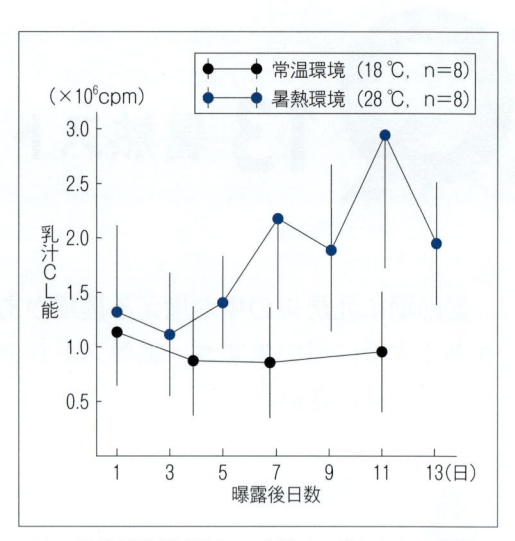

図2　暑熱曝露が泌乳牛の乳汁 CL 能に与える影響

低下し（図1），逆に乳汁体細胞数および乳汁 CL 能が上昇しています（図2）。血液 CL 能が低下したことは，生体全体の免疫機能の低下とともに殺菌能も低下したことを示唆しています。一方，乳汁 CL 能の上昇は，殺菌能の低下の隙を突いて乳房組織へ侵入してきた細菌に敏感に反応して乳汁中の貪食白血球が活性化したことを示唆しています。また，このような血液 CL 能の低下および乳汁 CL 能の上昇がさらに加速すると，乳房炎発症の危険性が著しく高まることも明らかとなっています[7]。

夜間に涼しい時間を十分に与える

　乳牛，特に高泌乳牛にとっては，1日当たり 40〜50 kg もの生乳を毎日生産すること自体，過酷なストレス負荷となります。また，乳汁はあらゆる栄養素を含んだ理想的な食品であるため，病原微生物群にとっても魅力的な培地です。したがって泌乳牛は，巨大な乳房組織を感染から守るために，免疫的な防御体勢を常に維持せざるを得ない宿命を負っています。そのため，前述の実験のように 28 ℃，60% RH という，ほかの家畜ではそれほど厳しくない温・湿度環境でも，それが1週間，2週間と続くと泌乳牛にとっては大きな負担になるものと推察されます。

　逆に言えば，昼間に少々厳しい暑熱環境に曝されたとしても，夜間に涼しい凌ぎの時間さえ十分に取ることができれば，牛は何とか持ちこたえることができるということです。つまり，夜間の牛舎への十分な送風や換気，あるいは新鮮で十分な飲水の補給といった夜間対策が大変重要となります。

■引用文献
1）高橋秀之. Hormonal and Immunological Responses to Stresses in Dairy Cows and Calves (Review). 家畜

診療. 1993；362：5-12.

2) Johnson HD, Vanjonack WJ. Effects of environmental and other stressors on blood hormone patterns in lactating animals. *J Dairy Sci*. 1976;59(9):1603-1617.

3) Elvinger F, Hansen PJ, Natzke RP. Modulation of function of bovine polymorphonuclear leukocytes and lymphocytes by high temperature in vitro and in vivo. *Am J Vet Res*. 1991;52(10):1692-1698.

4) Mohammed ME, Johnson HD. Effect of growth hormone on milk yields and related physiological functions of Holstein cows exposed to heat stress. *J Dairy Sci*. 1985;68(5):1123-1133.

5) 柴田正貴. 高温環境下における乳牛の熱収支と乳生産. 日本畜産学会報. 1983；54：635-647.

6) 高橋秀之：Dairyman 2004年臨時増刊号 進めよう！農場段階の新しい衛生対策：HACCP方式による乳用牛の管理（酒井健夫 監修）. デーリィマン社. 北海道. 2004. pp78-83.

7) 高橋秀之：環境ストレス低減化による高品質乳生産マニュアル（農水省北海道農業試験場 編）. 1997. pp33-42.

（高橋秀之）

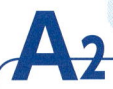 **臨床系研究者の視点から**

- 夏季は牛舎の環境中の細菌数が増えるため，敷料の衛生状態に注意すべきである。
- ルーメンアシドーシスになると免疫状態が下がり，感染への感受性が高まるため，ルーメンアシドーシス対策も検討する。
- 暑熱ストレスは特に分娩前後の免疫機能を低下させる。この時期の乳房炎を予防するものとして，酸化ストレスを軽減する抗酸化物質の給与や，乳房炎ワクチンの接種が期待できる。

　愛知県では暑熱ストレスがきわめて強く，**図1**のように毎年6〜11月にかけて，乳汁体細胞数が上昇します。この時期，臨床型乳房炎も増加する傾向にありますが，これは以下に示す3つが関係していると考えられます。

環境中に細菌が増える

　細菌は水分と炭素と適度な温度で増殖します。夏季は高温多湿になり，乳頭を取り巻く環境が乳房炎原因菌の増殖に適することになります。敷料の種類によって増殖する細菌が異なりますが，一般にオガクズや麦わらなど炭素を含む敷料では細菌が増えやすく，砂などの炭素を含まない敷料では細菌は増えにくいと考えられます。特にオガクズは大腸菌やクレブシエラが増殖しやすく，甚急性乳房炎で悩むことが多くなります。農場でよく牛の滑り止めによく使用されている「雪印エスカリウ」は，きわめて多量の空隙をもった軽い粉流体の珪酸カルシウムで，脱臭力や吸水性に富み，無機物な敷料なので細菌の増殖を防ぐ効果が高い資材です。これに消石灰を30％ほど混ぜたものをクッションの効いたマットの上に敷くと，細菌の増殖を防ぐことができるでしょう。ほかの方法として，1日2

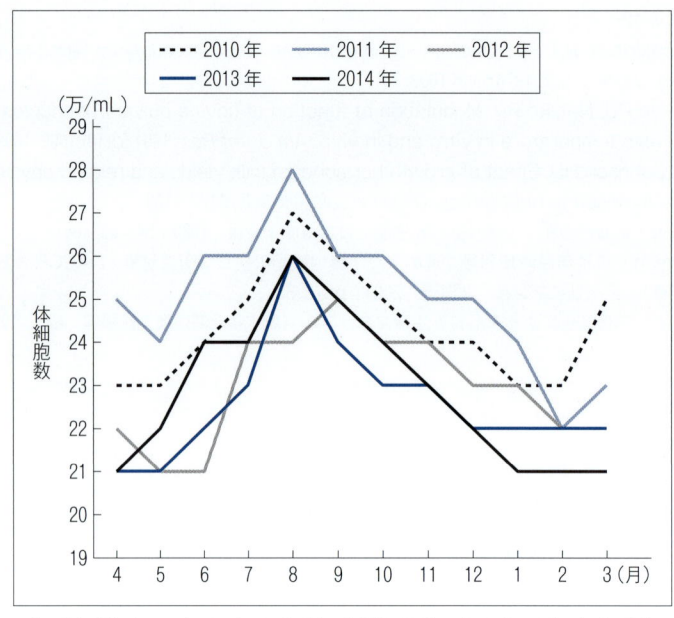

X軸の体細胞数（万/mL）は，ある西南暖地の農場約300件のバルクタンク乳の加重平均値

図1　暑熱ストレスと体細胞数

回，敷料をきれいに残さず取り去り，牛床に消石灰を撒いて消毒し，その上に菌の少ない新鮮な敷料を撒くことも，菌量を減らすうえで有効と考えられます。

暑熱ストレス時にはルーメンアシドーシスになりやすい

　古くから暑熱期にはルーメンアシドーシスになりやすいことが知られています[1]。ルーメンアシドーシスになると胃腸から内毒素（エンドトキシン）の吸収がはじまります。胃腸からのエンドトキシンであるLPSの吸収が長く続くと，免疫系はいったん活性を高めるもののやがて疲弊し，感染の感受性を高めるとされています[2]。このため，暑熱期には濃厚飼料を与えすぎないようにし，良質な粗飼料を多く与え，フリーチョイスできる重曹や重曹ブロックを置いておくとよいでしょう。

暑熱ストレスは牛の免疫機能を阻害している

　近年，酸化ストレスは暑熱ストレスの一部と考えられています[3,4]。そこで，酸化ストレスを軽減することにより暑熱ストレスを抑制しようと，抗酸化物を活用する検討がなされています。例えば，6〜11月の暑熱期に，搾乳牛にビタミンEを1日1頭当たり2,000単位，さらにセレン酵母を使ってセレン濃度が摂取乾物中0.3ppmになるように与えるなどの方法があります。暑熱ストレスは特に分娩前後の免疫機能を低下させ[5]，分娩直後の乳房炎発症を増加させると考えられますので，特に乾乳後期にはセレン0.3ppmはもちろんのこと，ビタミンEを1日1頭当たり3,000単位与えるべきでしょう。

乳房炎用の大腸菌と黄色ブドウ球菌の混合ワクチンは2016年秋に販売が開始され，多くの農場で使用されています。これにより酪農現場では，大腸菌性乳房炎による症状が軽減されていると感じています。

　最後になりますが，泌乳牛，乾乳牛を問わず，牛を冷やして暑熱ストレスを軽減させることが一番重要ですので各々の農場でその対策を講じてください。。

■引用文献

1) Mishra M, Martz FA, Stanley RW, et al. Effect of Diet and Ambient Temperature-Humidity on Ruminal pH, Oxidation Reduction Potential, Ammonia and Lactic Acid in Lactating Cows. *JAS*. 1970;30:1023-1028.
2) Zebeli Q1, Metzler-Zebeli BU. Interplay between rumen digestive disorders and diet-induced inflammation in dairy cattle. *Res Vet Sci*. 2012;93(3):1099-1108.
3) Tanaka M, Kamiya Y, Suzuki T, et al. Relationship between milk production and plasma concentrations of oxidative stress markers during hot season in primiparous cows. *Animal Sci J*. 2008;79:481-486.
4) Tanaka M, Kamiya Y, Suzuki T, et al. Changes in oxidative status in periparturient dairy cows in hot conditions. *Anim Sci J*. 2011;82(2):320-324.
5) Tao S, Bubolz JW, do Amaral BC, et al. Effect of heat stress during the dry period on mammary gland development. *Dairy Sci*. 2011;94(12):5976-5986.

（鈴木保宣）

第2章

環境・栄養と乳房炎

Q14 乳頭清拭法とタオルの洗濯・消毒

ミルカー装着前に乳頭を清潔にすることで，バルクタンク乳質の悪化を防げると聞きます。具体的にどのようなこと，あるいはどのような方法で行えば十分に清潔にできるのか，また，実際にそれを行うことでどれほど効果があるのかを教えてください。

A1 基礎系研究者の視点から

・乳房炎の予防において，ミルカー装着前の乳頭清拭は非常に重要である。
・同じように拭いているように見えても，清拭時間，清拭材料，搾乳者，清拭法，清拭材料の清浄度の違いなどが乳房炎の発生には密接に関わっている。

乳牛の乳房炎を予防するうえで，ミルカー装着直前の乳頭側面と乳頭口の清浄度をいかに高めるかは，バルクタンク乳中の衛生的乳質を向上させるための搾乳前準備作業として重要です。Rasmussen ら[1]は乳頭清拭時間と清拭に用いる材料の違いにより，バルクタンク乳の乳質が異なると報告しています。また，筆者ら[2]はミルカー装着前の乳頭清浄度を測定し，その清浄度の違いがバルクタンク乳の乳質に影響し，清浄度を上げることにより乳房炎が減少したことを報告しています。以下に乳頭清浄度に影響する要因を挙げ，それぞれの問題点を検証してみたいと思います。

乳頭清拭時間

搾乳立ち会い時に撮影した搾乳作業の映像を見ながら，乳頭清拭時間を計測してみました（図1）。最も短い場合は4本の乳頭を10秒以内で清拭していて，1乳頭当たり2.5秒しかかけていませんでした。この時間で乳頭側面と乳頭口をきれいに清拭できるわけがありません。清拭時間の長さで最も頻度が高かったのは11〜20秒でした。実験的に農家に「1本をきれいに拭いてみてください」と伝えたところ，1乳頭当たり5秒程度かけて拭いていました。この実験から，乳頭側面と乳頭口を清拭するためには，1乳頭当たり5秒，4本で20秒程度の清拭時間が最低限必要と考えられます。Rasmussen ら[1]も，乳頭清拭には20秒程度の時間をかける必要があると報告しています。

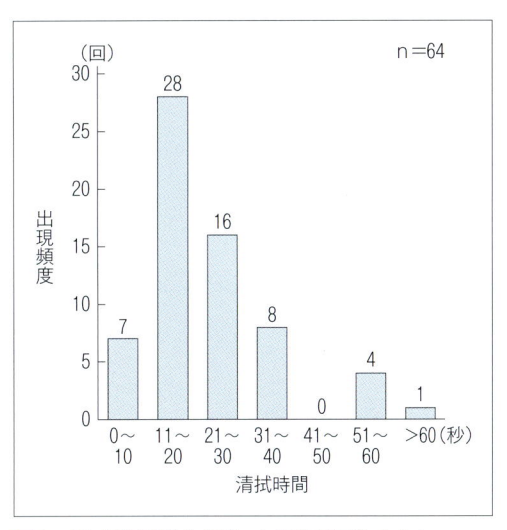

図1　正味乳頭清拭時間による農場戸数の分布

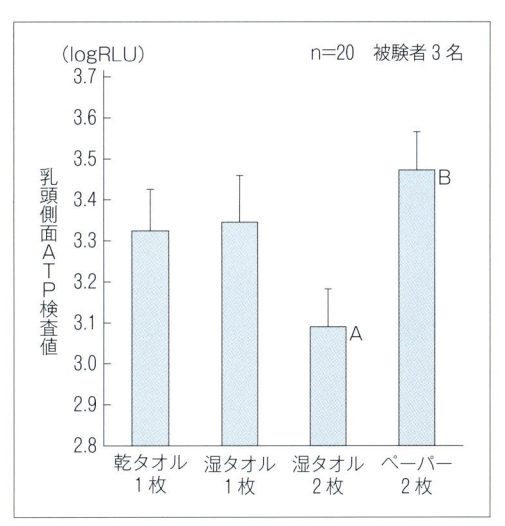

平均値＋SE を示す　AB：*P*＜0.01

図2　乳頭清拭材料別の清拭後乳頭側面 ATP 検査値の比較

乳頭清拭材料

　清拭材料別の清拭後乳頭側面清浄度を図2に示しました。最も清浄度が高かったのが湿った布タオル（洗濯機で脱水したもの）2枚で清拭した場合で，最も清浄度が低かったのがペーパータオルで清拭した場合でした。過去にはペーパータオルを清拭材料として勧めていた時期もありましたが，それは求められた清浄度が時代によって異なっていたからです。過去の変遷として，1湯1布から1頭1布に変わり，現在では1頭2布が推奨されています。

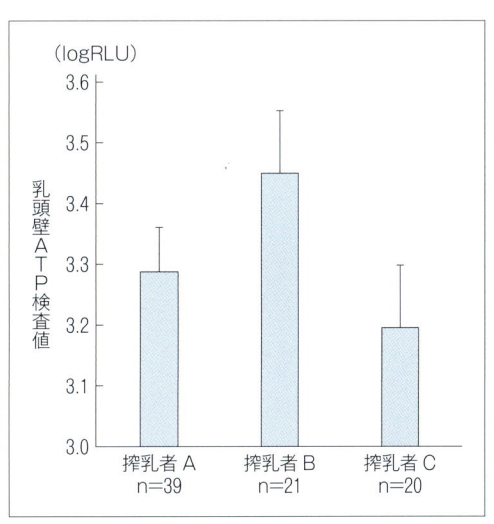

平均値＋SE を示す

図3　搾乳者による清拭後乳頭側面 ATP 検査値の違い

搾乳者

　3名の搾乳者における，ブラインド試験で乳頭側面と乳頭口の清拭試験を実施してみました（図3）。その結果，同じ清拭法で同じ材料を使用しても，搾乳者によって清拭後の乳頭側面清浄度は異なりました。これは，同じように清拭しているように見えても，乳頭を拭く強さなどにより結果が異なることを示しています。つまり，清拭後の清浄度が皆同じレベルになるまで，搾乳者は清浄度測定と改善を繰り返さなくてはいけないということを

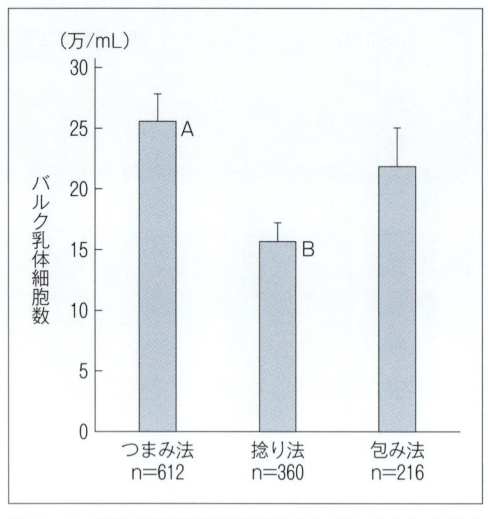

平均値＋SE を示す，AB：P＜0.01
つまみ法：乳頭側面をつまみ，または握り，上から下に拭き降ろす方法
捻り法：乳頭側面を掌で握り，捻りながら拭き降ろす方法
包み法：掌で乳頭を下から包むようにして拭く方法

図4　33農場の乳頭側面清拭法別のバルクタンク乳中体細胞数（旬報平均値）

表しています。

乳頭清拭法

　乳頭の清拭法については，筆者ら[2]が撮影した搾乳作業のビデオから乳頭側面と乳頭口の清拭法を分類して，それぞれの清拭法別でバルクタンク乳の体細胞数を比較しています。その結果，乳頭側面の清拭は，捻り法で行った場合が最もバルクタンク乳体細胞数が少なく（**図4**），さらに，乳頭側面を捻り法で清拭している農場での乳頭口の清拭法別のバルクタンク乳体細胞数を比較したところ，はさみ法が最もバルクタンク乳体細胞数が少ないという結果が出ています（**図5**）。

　この調査では，さらに清拭法別に清浄度をATP迅速検査で測定することで，ATP検査値の清浄度判定とバルクタンク乳質との関係を調査していますが，乳頭清浄度が高くなるとバルクタンク乳質も向上することが分かりました。これらの一連の試験結果より，乳頭側面は「捻り法」にて清拭し，乳頭口は「はさみ法」で清拭するのがよいと提唱しています。

清拭材料の清浄度

　乳頭清拭材料の清浄度も重要です[3,4]。乳頭清拭用のタオルが細菌に汚染されていれば，当然乳頭を汚染することになり，清浄度の向上は望めません。さらに，清拭材料の汚染だけでなく，清拭材料の洗い方，保管の方法，更新の間隔などが乳頭清浄度に影響することも意識しておく必要があるでしょう。

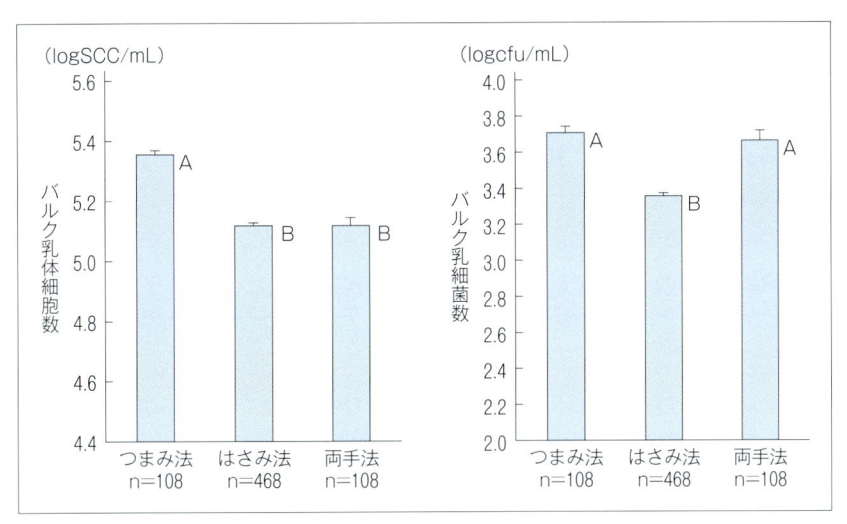

平均値＋SE を示す．AB：*P*＜0.01
つまみ法：乳頭先端を指の先でつまみ拭く方法
はさみ法：中指と人差し指で乳頭を挟み，親指の腹で乳頭口を拭く方法
両手法：両手を使い，乳頭口を拭く方法

図5　乳頭壁を捻り法で清拭している 19 農場の，乳頭口清拭法別のバルクタンク乳質（旬報平均値）

モニタリング項目

　　乳頭清浄度をモニタリングする方法として，ミルクフィルタースコア，バルクタンク乳質の変化，従業員教育の一環としての定期的な ATP 迅速検査結果の経時的な比較が参考になります。

■引用文献

1) Rasmussen MD, Galton DM, Petersson LG. Effects of premilking teat preparation on spores of anaerobes, bacteria, and iodine residues in milk. *J Dairy Sci.* 1991;74(8):2472-2478.
2) 榎谷雅文，木田克弥，宮本明夫：酪農家における ATP 迅速検査法の応用による搾乳衛生管理の向上に関する研究，帯広畜産大学学位論文．2014.
3) 乳頭清拭タオルの使い方〈http://e-doto.com/hdms/pdf/towel.pdf〉2016 年 7 月 15 日参照.
4) 洗濯機と乳房炎〈http://e-doto.com/hdms/pdf/washing.pdf〉2016 年 7 月 15 日参照.

（榎谷雅文）

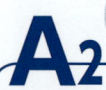

臨床系研究者の視点から

A₂

- 布タオルによる乳頭清拭は，乳頭にも優しく，汚れもきれいに落とせ，再利用もできるなどの利点がある。
- 布タオルの衛生状態が悪いと，ほかの搾乳手順に何の問題がなくても乳房炎が発生することはある。

　搾乳前の衛生管理のなかで，乳頭清拭のために現在では布タオルが推奨され，その使用が増加しています。布タオルはペーパータオルより乳頭に優しく，汚れもきれいに落とすことができ，なおかつ再利用ができるなどの利点があります。しかしながら，農場によってその洗浄および管理方法は異なっており，十分な清潔度が保たれていない場合もあります。以下に，布タオルの衛生管理を改善したA農場の事例を紹介したいと思います。

タオルの洗浄方法の変更で乳質向上

　A農場（成牛110頭，フリーストール，8頭ダブルパラレルパーラー，2回搾乳，搾乳者2人）は，以前から乳頭清拭に布タオルを使用していました。使用後の布タオルは，汚れたまま除菌洗浄剤（サンテックス）で洗濯後，すすぎ（2回），脱水後は洗濯機に放置，次の搾乳前にバケツに移して使用していました。洗濯機に入れたままの布タオルは，汚れもなく一見清潔に見えていましたが，すすぎを2回していたため塩素の匂いがまったくせず，塩素殺菌効果は持続していないと考えられました。A農場では以前から乳房炎の再発が多く，バルクタンク乳の体細胞数も不安定でした。その原因の1つとして，細菌に汚染された布タオルで乳頭清拭をしていたことにより乳房炎が再発している可能性が考えられました。そこで，汚れのひどい布タオルは，前洗いした後に洗浄剤を入れて洗濯するよう指導しました。除菌洗浄剤に含まれる有機塩素の効果を持続させるために，すすぎを1回に設定し，脱水後は蓋付きバケツに移して，次回の搾乳まで保管するようにしました。その結果，**図1**の通り，矢印で示した10月上旬の時点で前述した問題点を指摘・改善したところ，その月の下旬にはバルクタンク乳中の体細胞数が17万個/mLまで減少しています。以後，組合の乳質による支払い乳価の格差において，マイナス格差の発生がなくなり（当時，体細胞数31～40万個/mLはマイナス2円/kg，41～50万個/mLはマイナス4円/kg），プラス格差（10万個/mL以下はプラス1.5円/kg，11～20万個/mLはプラス1円/kg）が増え，乳代収入が増加しました。

　また，A農場では毎年バルクタンク乳スクリーニングテストを実施しています。改善前の8月の検査では，黄色ブドウ球菌400個/mL，環境性ブドウ球菌4,000個/mL，環境性レンサ球菌480個/mL，大腸菌群200個/mLが検出されていましたが，改善後の翌

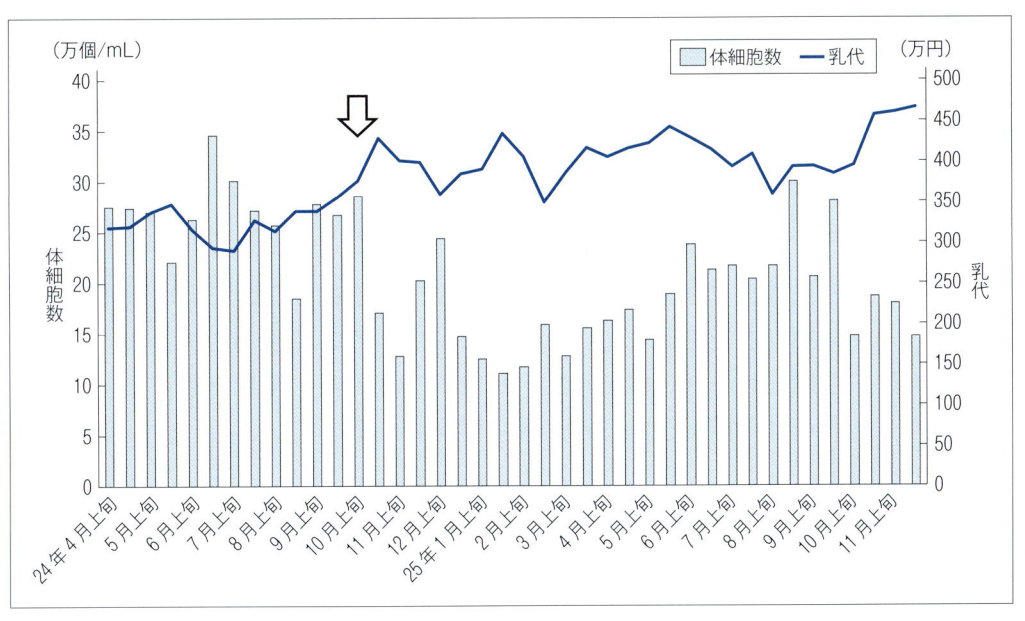

図1　体細胞数と乳代の推移

　年8月の検査では，それぞれ0個/mL，90個/mL，240個/mL，40個/mLまで減少しました。

　今でも搾乳手袋を使用せず素手のまま作業したり，1枚の布タオルをすすぎながら複数の牛に使用している生産者が存在します。A農場は搾乳手順に関して，布タオルの洗浄方法を変えたこと以外には何も問題はありませんでした。しかし，布タオルの除菌に有効な洗浄剤は使われていたものの除菌が不十分なために，布タオル内で細菌が増殖していた可能性がありました。布タオルを清潔に保つことができれば，乳頭口からの細菌の侵入を最小限に抑えることが可能だと思います。その結果，乳房炎による廃棄乳が減り，高品質の生乳を安定的に生産することが所得の向上にもつながります。A農場の事例を参考に，個々の農場でも乳頭清拭用のタオルについて，今一度見直ししてみたらいかがでしょうか。

（内田利美）

Q15 飼料添加剤で乳房炎を予防できるか

　良質乳生産では搾乳・環境衛生が重要ですが，衛生的でない搾乳環境下でもバルクタンク乳体細胞数を常時30万/mL以下に保っている農場もあります。そこは泌乳期に生菌剤と強肝剤の飼料添加とビタミン剤の月1回投与を行っているようですが，これらは乳房炎予防にどの程度効果があるのでしょうか。飼料添加剤と免疫力・乳房炎予防との関連性を教えてください。

A1 基礎系研究者の視点から

- 乳房炎は細菌感染に起因する疾病であるため，免疫力増強が期待される飼料添加剤により予防効果が得られる可能性はある。
- ただし，乳房炎は衛生管理のみならず個体の栄養状態や免疫力など，様々な要素に起因するため，根本的な改善がないと飼料添加剤の効果は期待できない。

飼料添加剤による乳牛の免疫力増強

　飼料添加剤とは，飼料の品質保持や家畜の栄養補助などを目的として餌に添加・混和される薬剤，抽出物や栄養素などの総称であり，このうち乳牛において免疫増強効果が確認されている製剤がこの質問における対象となります。免疫機能に影響すると考えられる飼料添加剤を目的によって区分すると，①乳牛の免疫機能の撹乱に関わる飼料中の有害物質を吸着してその影響を緩和するもの，②体内で上昇した免疫機能を低下させる要因に干渉して間接的に免疫機能の改善に効果を発揮するもの，③製剤自身が個体の免疫機能を高めるもの，に分けられます（**表1**）。

　高温多湿の環境にあり，海外からの輸入飼料に依存する我が国では，変敗した飼料を誤って家畜に給与する危険性があります。変敗飼料で問題となるマイコトキシンなどのカビ毒は免疫機能の撹乱を招く物質であるため，①に代表される飼料中のカビ毒を吸着し体内への移行を抑制する吸着剤は，免疫機能の撹乱を防止する効果が期待されます。②について，泌乳牛では体内でのエネルギーバランスを崩し，遊離脂肪酸（NEFA）やケトン体が上昇しやすいのですが，これらの物質は免疫機能を直接抑制する物質として知られているため，間接的効果の期待される強肝剤の給与は免疫機能に一定の効果を示すかもしれま

せん。また，補助物質であるビタミンやミネラル
は，乳牛の恒常性の維持に有用性を発揮する可能性
があります。③の直接効果の期待される添加剤は，
添加剤内に含まれる免疫システムへの刺激活性を持
つ抗原が効果を発揮するものと，補酵素として免疫
細胞に直接効果を発揮するものに区分されます。家
畜にとって飼料はすべて非自己，つまり抗原となり
得ます。しかし抗原といっても消化管では栄養素を
選択的に吸収し，そのほかの免疫刺激を有する一部
の抗原は消化管から免疫活性を誘導します。また，

表1　乳牛の免疫機能補助に効果の期
　　待される飼料添加剤

①品質低下の防止
吸着剤
②間接的に効果を発揮する
強肝剤 　ビタミン製剤 　ミネラル製剤
③直接的に効果を発揮する
生菌剤 　一部のβグルカン抽出物 　一部のタンパク製剤 　アミノ酸製剤 　ビタミン製剤 　ミネラル製剤

炎症性刺激を持つ抗原は，消化管で炎症を誘導して管腔外に排除される"下痢"の症状を
起こします。腸管を介してリンパ球の増殖や好中球機能を高める機能を有する生菌剤であ
る一部のβグルカンやタンパクを抽出した飼料添加剤の給与により，乳牛の免疫機能の
向上効果が得られたとする報告はいくつかあります。また，乳牛へのセレンやビタミンE
の給与も免疫機能を増強させる効果があることは以前からよく知られています。

飼料添加剤で乳房炎は予防できるか

　乳房炎は乳槽内への細菌の侵入・増殖とそれを排除しようとする乳腺組織の反応によっ
て起こり，その病態は細菌の種類と個体の抗原刺激に対する感受性の影響を強く受けま
す。特に貪食細胞の機能低下が乳房炎の発症に至る経緯に大きく影響しており，コルチゾ
ル，ケトン体やNEFAなどの上昇，揮発性脂肪酸（VFA），アミノ酸やカルシウムなど
栄養素の低下は乳房の細菌感染において防御能を低下させます。免疫増強効果の期待され
る飼料添加剤を給与することにより，一定の乳房炎予防効果が得られる可能性はありま
す。しかし，乳房炎の発症には衛生管理のみならず個体の免疫機能が衰えていることが少
なからず影響しており，根本的な改善のないまま飼料添加剤によって免疫機能の回復を図
ることを期待するのは適当な対策とは言い難いでしょう。免疫機能の側面から乳房炎予防
対策を検討するのであれば，乳房炎発症の前提となる免疫機能の低下に関する要因を正確
に整理して，優先順位を付けて乳房炎の予防対策を講じるべきです。また，科学的検証の
下に効果の確認されている飼料添加剤を慎重に吟味して利用することも必要です。

■引用文献

1) Kohiruimaki M, Ohtsuka H, Tanami E, et al. Effects of active egg white product/ Clostridium butyricum Miyairi 588 additive on peripheral leukocyte populations in periparturient dairy cows. *J Vet Med Sci.* 2008;70(3):321-323.

2) Ohtsuka H, Fujiwara H, Nishio A, et al. Effect of oral supplementation of bamboo grass leaves extract on cellular immune function in dairy cows. *Acta Vet Brno.* 2014;83:213-218.

3) Smith KL, Hogan JS, Weiss WP. Dietary vitamin E and selenium affect mastitis and milk quality. *J Anim Sci.*

1997;75(6):1659-1665.
4）和田賢二，遠藤洋，小形芳美ら．3 酪農場における自給飼料のマイコトキシン汚染とその対策．日獣会誌．2007；60：425-429.

（大塚浩通）

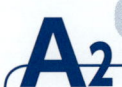

A₂　臨床系研究者の視点から

・牛群において乳房炎などの感染症が問題になっている場合，まず先に飼料添加剤に頼るのではなく，給与飼料内容や飼養管理方法などを見直すべきである。
・飼料用添加剤と乳房炎については，強肝剤，生菌剤，クマイザサ抽出物などの効果が報告されている。

飼料添加剤による乳房炎予防効果とは

　乳牛の乳房炎は，細菌，搾乳衛生，牛の免疫力など様々な原因および要因が重なり発生し，飼料添加剤による対策は牛の免疫力に作用するものと考えられています。牛の免疫細胞数は血清総コレステロール濃度や血清ビタミンE濃度と有意な正の相関関係を示し，NEFA 濃度とは反対に有意な負の相関関係があることが知られており，栄養状態を安定的に保つことが牛の免疫力を高く維持するために最も重要な要因であると考えられます。実際に乳房炎多発牛群と正常牛群で代謝プロファイルテストを行った結果を比較すると，乳房炎多発牛群は血清総コレステロール濃度と血清尿素窒素濃度が低いことが多くみられます。そのため，牛群において乳房炎などの感染症が問題になっている場合には，まずはじめに給与飼料内容や飼養管理方法などを見直し，栄養状態を改善し，かつそれを良好に保つ対策を行うことが重要となります。そのうえで問題が継続する場合に限り，免疫増強効果が期待できる飼料添加剤を活用する方法を検討すべきでしょう。

強肝剤による間接的な作用

　強肝剤であるウルソデオキシコール酸（ウルソ）の投与については，筆者らが乳牛の周産期（乾乳開始から分娩後 2 カ月）において低用量長期間投与（10 g/ 頭 / 日）する試験を行ったところ，乳房炎の発生頭数は無給与の対照群に比べて差は認められず，ウルソの単味の投与では乳房炎の発症を抑えるような直接的な効果は認められないと考えられました。しかし，ケトーシス，脂肪肝，および第四胃変位などの周産期病の発生数が有意に少なくなる結果が得られました。周産期病の発生が低減されるということは，分娩前後の食欲が安定したということでもあり，結果として牛の体調不良が少なくなり，ひいては間接的な効果として体細胞数の安定推移が認められるものと考えられました。

生菌剤による腸内環境の健常化

腸は体内で最大の免疫器官であり，パイエル板などのリンパ組織が無数に存在しています。ヒトでは，体全体のBリンパ球数の7割以上が腸内に存在しているといわれています。そのため，腸内環境（腸内細菌叢）の善し悪しは全身の免疫状態に直接影響します。腸内環境が悪化すると，腸管内での感染症を引き起こす危険性が高くなるだけでなく，全身の免疫力が低下して，呼吸器感染症などの腸管以外での感染症にもかかりやすくなります。これは，乳腺内での感染症である乳房炎に

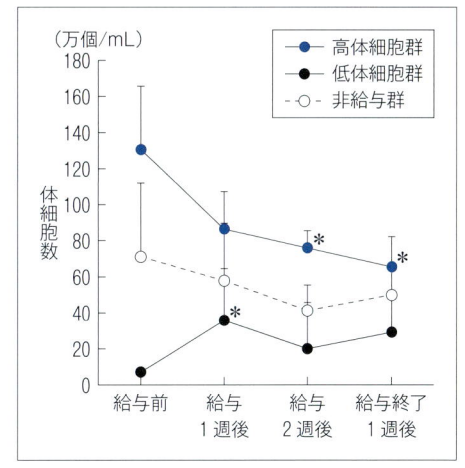

各群における給与前との有意差　＊ $P<0.05$　mean±SE

図1　クマイザサ抽出物給与による体細胞数の推移

ついても同じことで，腸内環境を整えることは乳房炎を含む様々な感染症の予防に重要であると考えられます。牛において用いられている生菌剤は，牛の腸内で活躍することができる乳酸菌などの善玉菌が多く含有されており，牛の腸内環境を整えるにためには有効な製剤です。しかし，生菌剤のように体外から投与された菌は，腸管内にはほとんど定着せず，腸管内を通過している間にその効果を発揮します。そのため，生菌剤の作用を効果的に得るためには，継続して投与する必要があるでしょう。

クマイザサ抽出物による免疫力増強

牛に対して経口給与で免疫力増強作用の認められている物質は，活性卵白製剤，オリゴ糖などの植物多糖体などいくつか報告されていますが，乳汁中の体細胞に対する影響を調査した報告は多くありません。筆者らは，子牛で免疫増強作用の認められているクマイザサ抽出物（SanSTAGE[TM]）[1]を乳牛に給与して，乳汁中の体細胞数に及ぼす影響を調査し，給与群では無投与の対照群に比べて，有意に細胞数が減少することを報告しています[2]。しかし，これらの免疫活性化作用のある物質は，乳腺内に潜む細菌に対し免疫反応を惹起するため，一時的に体細胞数が増加することがあります（図1）。そのため，体細胞を低減させる対策として農場に免疫活力増強作用のある飼料添加剤の使用を勧める際には，一時的にしても，体細胞数が増加するような意に反した動きが出る可能性もあることを説明したうえで，継続的に使用してもらう必要があるでしょう。

■引用文献
1) 松田敬一，坂井靖，大塚浩通ら．ホルスタイン子牛に対するクマイザサ抽出物（SanSTAGE[TM]）の免疫活性作用および疾病予防効果．家畜感染症学会誌．2013；2（1）：17-24.
2) 坂井靖，松田敬一，大塚浩通ら．慢性乳房炎に罹患したホルスタイン種雌牛に対するクマイザサ抽出物（SanSTAGE[TM]）の効果．産業動物臨床医誌．2012；3（4）：174-180.

（松田敬一）

Q16 バルクタンク乳検査を利用した乳房炎対策

　バルクタンク乳中の細菌の検査が乳房炎対策に有効であるといわれていますが，なぜでしょうか？　また，乳汁検体の採材や検査回数などについても教えてください。

A1 基礎系研究者の視点から

・BTM のモニタリングは乳房炎をコントロールするうえでのファーストステップである。
・乳汁のサンプリングは結果を左右する重要な要素である。
・1 回のみの検査のモニタリングでは意味はない。検査を継続してモニタリングすることが重要である。

バルクタンク乳モニタリングとは

　バルクタンク乳（BTM）中の細菌のモニタリングは，1970 年代に米国・カリフォルニアで開始され，ミネソタの研究者により実施方法が確立されました[1,2]。現在では，搾乳衛生や乳房炎原因菌の汚染程度の把握，および乳質や乳房炎問題のある牛群を調査して，その結果から乳房炎の原因を考える論理的なアプローチと考えられています[3]。

　BTM モニタリングにおける検査項目は以下の通りです。

・乳質モニタリング：耐熱性細菌数，生菌数
・乳房炎原因菌モニタリング
・伝染性乳房炎原因菌：黄色ブドウ球菌（*Staphylococcus aureus*：SA）数，無乳性レンサ球菌数
・環境性乳房炎原因菌：環境性ブドウ球菌数，環境性レンサ球菌数，大腸菌群数

　BTM モニタリングは，農場における搾乳衛生状態や乳房炎原因菌の牛群への広がりを予測するためのデータとなり，乳房炎問題を解決するための多くの情報を得ることができるので，乳房炎コントロールの"ファーストステップ"と位置付けられています。

表1　1年間のBTMモニタリングデータ（単位：cfu/mL）

検査年月日	耐熱性菌	生菌	黄色ブドウ球菌	無乳性レンサ球菌	環境性ブドウ球菌	環境性レンサ球菌			大腸菌群	その他環境性細菌
						総菌数	E-Strep	その他		
9/14/2009	50	1,500	70	0	30	40	40	0	0	1,360
10/13/2009	830	14,000	100	0	530	30	30	0	30	13,310
11/9/2009	10	1,300	80	0	50	60	60	0	10	1,100
12/7/2009	50	900	90	0	10	40	40	0	0	760
1/18/2010	120	2,300	0	0	30	130	120	10	70	2,070
2/22/2010	50	1,100	0	0	40	10	10	0	80	970
3/15/2010	10	3,600	0	0	20	80	80	0	50	3,450
4/13/2010	10	800	0	0	10	50	40	10	100	640
5/17/2010	0	1,300	40	0	40	30	0	30	30	1,160
6/14/2010	0	600	0	0	100	80	80	0	30	390
7/12/2010	0	3,300	0	0	100	1,200	0	1,200	30	1,970
8/18/2010	150	5,400	0	0	130	10	10	0	10	5,250
9/13/2010	30	13,600	0	0	40	90	90	0	850	12,620
10/13/2010	0	1,500	0	0	10	120	120	0	30	1,340

（エムズ・デーリィ・ラボ）

適確なサンプリング

　BTMモニタリングで重要なことは，適確に乳汁をサンプリングすることです。サンプリング時やサンプリング後の乳汁の取り扱い次第では，正確なデータを得ることができなくなる可能性があります。

　以下にBTMの検体採取方法と注意点を示します。

・BTM検体の採取は，少なくとも搾乳後1～2時間以内に行う

・1検体のみで，できれば1回の搾乳を代表する検体にすることが望ましい

・そのためには，検体採取前に約10分間，バルクタンク中の牛乳を攪拌し，上層から牛乳を5～10 mL採取する

・検体採取後は速やかに冷蔵あるいは冷凍し，検査に供する

モニタリング回数

　農場では，日々搾乳状況や牛の状態も変化しているので，できるだけモニタリングの間隔を短くすることが望ましいが，費用もかかるので，最低でも月1回のBTMモニタリングを実施し，継続することが重要です。米国・ペンシルバニア州立大学の研究者らは，体細胞数が高く，SA感染が疑われるような牛群でBTMモニタリングを開始する際には，4週連続してBTMモニタリングを実施し，そのうちの3検体からSAが検出された場合，牛群中に感染牛の存在を疑うべきであるとしています[3]。

継続の重要性

　表1は，毎月1回のBTMモニタリングを行った農場の1年間のデータです。この農場

表2 BTM モニタリングにおける判定基準

項目	判定基準				
	目標	やや多い	多い	非常に多い	異常に多い
1 耐熱性菌（搾乳洗浄システムの指標）	～50	～100	～300	～500	>500
2 生菌（搾乳衛生の指標）	～2,000	～4,000	～8,000	～30,000	>30,000
3 伝染性細菌（体細胞数に関わる乳房炎菌）					
黄色ブドウ球菌	0	～100	～200	>200	
無乳性レンサ球菌	0	～100	～300	>300	
4 環境性細菌（搾乳衛生不良からくる乳房炎菌）					
環境性ブドウ球菌	～100				
環境性レンサ球菌総数	～400	～200	～400	>400	
a) エスクリン陽性レンサ球菌（E-Strep）	<400	～800	～2,000	>2,000	
b) その他のレンサ球菌					
5 大腸菌群（糞便汚染由来による乳房炎菌）	～10	～100	～300	>300	

（エムズ・デーリィ・ラボ）

では，生菌数の変動が大きく，大腸菌群数のバラつきもあることから，搾乳衛生に問題があると思われるので，搾乳手順の見直しをするとともに，搾乳システムの洗浄の点検や牛床環境を改善する必要があると考えられます。また，敷料の変更時に大腸菌群数が増加した場合は，敷料の細菌培養検査も必要です。さらに，数回にわたってSAが検出されており，SAを原因とする問題牛群であることが予想されます。SAの乳汁への排菌量は，少なくて，時には検出されない場合もあるので，継続してモニタリングを行わないと，SA感染を見逃してしまい，乳房炎コントロールの失敗の原因になる可能性があります。

このようにBTMモニタリングは，継続して行うことにより，農場の乳房炎をコントロールをする重要な情報を提供してくれるのです。

なお，BTMモニタリングにおける乳房炎原因菌の判定基準ですが，研究者や検査ラボにおいて若干の違いが認められています。**表2**にエムズ・デーリィ・ラボでの判定基準を示しましたので，これも参考にしていただければと思います。

■引用文献

1) Farnsworth RJ. The Current Status of the Use o Bulk Tank Milk Cultures in Milk Quality and Mastitis Control Procedures. *Agri Pract*. 1992;13(6):5-8.
2) Farnsworth RJ. Microbiologic examination of bulk tank milk. *Vet Clin North Am Food Anim Pract*. 1993;9(3):469-474.
3) Jayarao BM, Wolfgang DR. Bulk-tank milk analysis. A useful tool for improving milk quality and herd udder health. *Vet Clin North Am Food Anim Pract*. 2003;19(1):75-92.

（三好志朗）

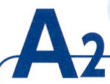

臨床系研究者の視点から

A₂

- ・BTM モニタリングは牛群環境の細菌状況を把握することができる。
- ・BTM モニタリングは体細胞数増加の原因の予測もできることから，問題解決の指針となる。
- ・定期的なモニタリングは，搾乳衛生の向上につながり，乳房炎の予防および不用意な抗菌薬による治療も減らすことができる。
- ・牛群環境の改善と牛群の健康を高めることは，高品質の生乳生産につながる。

　バルクタンク乳（BTM）における牛群の乳房炎感染状況の指標として体細胞数が用いられ，全国乳質改善協議会では20万個/mL以下にすることが望まれます。BTMモニタリングにより牛群環境および乳房炎原因菌を検査することは，原因究明や高品質な生乳生産のための搾乳衛生状況の把握を可能とし，その後の対策を立てるための有効な指針となります。以下に，BTMモニタリングが有用であった2つの代表的な事例を紹介したいと思います。

ケース1：高体細胞数牛群で原因菌を特定できた例

　A農場（成牛40頭，フリーバーン，アブレストパーラー，2回搾乳，ユニット台数6台，搾乳者2人）は，平均体細胞数40万個/mL（14〜91万個/mL）と，慢性的に体細胞数の高い牛群でした。乳房炎原因菌の検出を目的としたBTM細菌検査の結果，生菌数7,800 cfu/mL，コアグラーゼ陰性ブドウ球菌（CNS）120 cfu/mL，環境性レンサ球菌1,400 cfu/mL（E-Streps 1,200 cfu/mL，OS 200 cfu/mL），その他の環境性細菌6,280 cfu/mLが検出され，環境性細菌の増加が原因と判断されました。環境性細菌の増加は，①乳頭の清拭や乾燥が不十分であることや，②乳房の状態および牛舎環境の問題が原因とされています。そこで，搾乳立会により搾乳方法を確認したところ，乳頭刺激が少なく，搾乳時間も平均6分と過搾乳傾向が確認され，搾乳衛生に問題があることが確認されました。対策として，前搾り，乳頭の清拭，離脱タイミングを指標（**表1**）を基に改善を図ったところ，E-Strept*およびその他の環境細菌の減少，BTM中の体細胞数の低下，乳販売価格の向上につながりました。

　本事例では，BTMモニタリングを行ったことにより，牛群の体細胞数増加の原因が環境性乳房炎原因菌であることが判明し，搾乳作業工程を重点的に改善することで牛群に対し無駄な治療を行うことなく，乳質改善を果たすことができました。

表1　搾乳システムと搾乳工程の重要な指標

項目・指標	推奨値
ミルカー	
平均クロー内圧	35〜42 kPa
最大クロー真空圧変動	<10 kPa
平均搾乳速度	2.3〜4.1 kgs/min
手動搾乳モードの使用 （自動離脱装置を使う場合）	搾乳の5%未満
拍動サイクルのD期	150〜200 ms 以上
搾乳過程	
プレディッピングの接触時間	30秒後に拭き取り
刺激から装着までの時間	60〜90秒
搾乳時間	3〜8分（産乳量による）
ポストディッピングで乳頭 の70%が浸漬された割合	>90%
ラクトコーダー	
最初の2分間の乳量	7 kg（3回搾乳）8 kg（2回搾乳）以上
最大フローレイト	4 kg（3回搾乳）4.5 kg（2回搾乳）以上
平均搾乳時間	4.5分（3回搾乳）5分（2回搾乳）以内
離脱時の流量	900〜1,100 mL／分（3回搾乳）， 500〜700 mL／分（2回搾乳）

ケース2：早期にマイコプラズマ乳房炎に対応できた例

　継続的にBTMモニタリングを行っていた牛群で，平均体細胞数が4月になって突然84万個/mLに著増しました（**図1**）。この農場に対しては，個体検査において異常乳の特定がされましたが，明確な乳房炎細菌の検出はなく，搾乳指導にて改善を図ったものの5月になっても改善傾向は認められませんでした。そこでバルクタンク乳の細菌検査を実施したところ，生菌数は1,900個/mLで，SA，無乳性レンサ球菌（SAG）は検出されず，その他の環境性細菌は1,010個/mLという結果が出ました。個体分房検査では，体細胞数が30万個/mL以上の分房からもSA，SAGは検出されず，E-Strept*が4分房から検出されたのみでした。しかし，この牛群に2月に個体導入歴があったことから，PCR検査を実施したところ，*Mycoplasma bovis*陽性が確認されたました。このため，直ちに搾乳牛全頭検査を行った結果，17頭66分房中2頭6分房に*M. bovis*陽性反応が認められました。早急に治療および搾乳順位を徹底したのですが，1頭は治癒，1頭は淘汰となりました。

　*M. bovis*はSA以上に伝染性乳房炎の原因として最も注意しなくてはならず，しかも特殊検査を要する病原体です。本症は外部からの侵入によるケースが多いことから，導入牛に対しては常に警戒を行わなくてはなりません[1]。本事例では，継続的にBTMモニタリングを行っていたため，一定範囲内の体細胞数の状態から異常に上昇したタイムポイントの把握ができました。体細胞数と乳房炎原因菌との不適合から，いち早くマイコプラズ

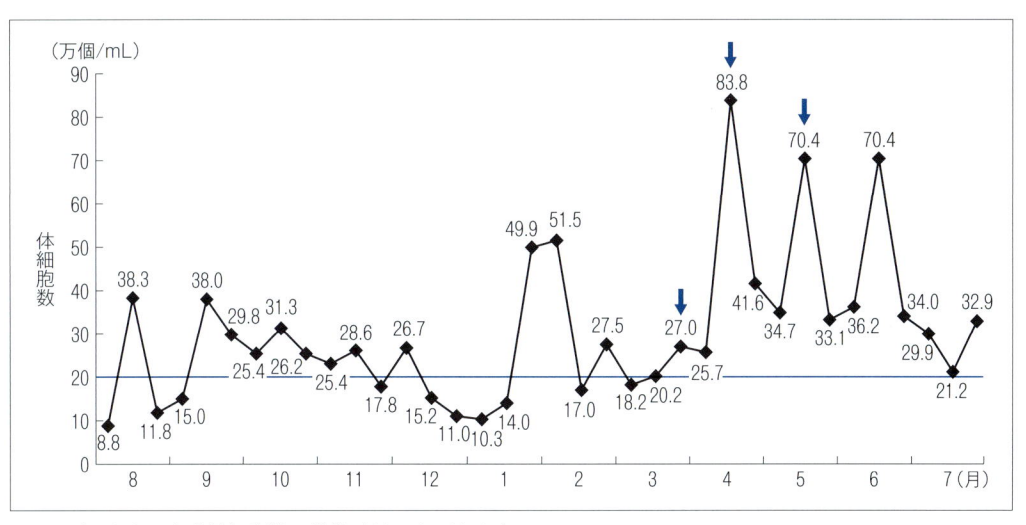

図1 バルクタンク乳体細胞数の推移（2011.8〜2012.7）

マの PCR 検査へと移行でき，被害を最小限に抑えることができました。

　このように BTM モニタリングを継続的に行い，牛群の細菌状況と体細胞数を常にモニタリングすることで，乳房炎を早期に発見することができます。迅速な対応は，日々の安定的な乳生産と高品質な生乳の生産につながります。

＊ E-Strept：エスクリン（糖）を分解するレンサ球菌。薬剤抵抗性があるため，治療効果が低いことから難治性レンサ球菌とされている。

■引用文献
1) 河合一洋　日本語版監修：牛の乳房炎. デーリィマン社. 北海道. 2016.
2) Schukken YH, Wilson DJ, Welcome F, et al. Monitoring udder health and milk quality using somatic cell counts. *Vet Res*. 2003;34(5):579-96.
3) Ruegg PL: Managing Mastitis and Producing High Quality Milk. Dairy cattle Production Medicine. 2011.
4) 十勝乳房炎協議会：MASTITIS CONTROL Ⅱ. 2014.

（三浦道三郎）

Q17 搾乳ロボット牛舎における乳房炎対策

最近，農場の大規模化によって搾乳ロボットが注目されていますが，搾乳ロボットを導入するメリットとデメリットを教えてください。

また，導入する場合はどのような点に注意をすればよいのでしょうか？　搾乳ロボットを導入した場合の乳房炎対策も含めて教えてください。

A1 基礎系研究者の視点から

- 現場での労働力不足や高齢化，大規模化などによって，搾乳ロボットへの関心が高まっている。
- 搾乳ロボットを導入した場合の乳房炎対策は，搾乳ロボット飼養の特徴をよく理解しておくことが必要となる。
- 搾乳ロボット飼養は省力管理となるが，牛の様子を直接診る機会が少なくなるので，より個体牛や牛群および装置や施設の管理作業に目を向けることが大事である。

搾乳ロボットの概要

我が国に実用的な搾乳ロボットが初めて導入されてから約 20 年が経過しました。最近では，現場での労働力不足や高齢化，大規模化などによって従来に増して搾乳ロボットへの関心が高まっています。最新の搾乳ロボットは搾乳作業時間が短縮し，さらに乳房炎を含む健康状態や発情などの状況を把握するセンサーも装備されるようになり，性能も向上しています。一方で，搾乳ロボットを導入した場合での乳房炎対策に関しては，搾乳ロボット飼養の特徴をよく理解しておくことが必要となります。

搾乳ロボット飼養の特徴と注意すべき点

搾乳ロボット牛舎では，搾乳ロボット内に牛を自発的に訪問させるための牛の移動方式が重要となります。牛の移動方式には，牛舎内の休息場所，採食場所，搾乳ロボットとの間での移動に制限のない自由往来型と，こうした移動を一方向に制御して誘導する移動経路制御型に大別されます。牛の移動方式にかかわらず，搾乳ロボット内への訪問のための動機付けとして，搾乳ロボット内で濃厚飼料（配合飼料）が搾乳のたびに与えられます。

表1 搾乳ロボット飼養での搾乳回数が乳生産と乳体細胞数に及ぼす影響

項目	1日の搾乳回数	
	2回	4回
乳量（kg／日）	32.0	43.1
乾物摂取量（kg／日）	20.1	21.7
乳中体細胞数（10^3個／mL）	409	27
高体細胞数牛の割合（%）[1]	55	6

各区6頭（経産牛4頭，初産牛2頭）ずつ供試し，分娩20，35，50日後に測定。各区の平均値を示した
1：10^5個／mL以上となった検体数の全検体数（n＝18）に対する割合。

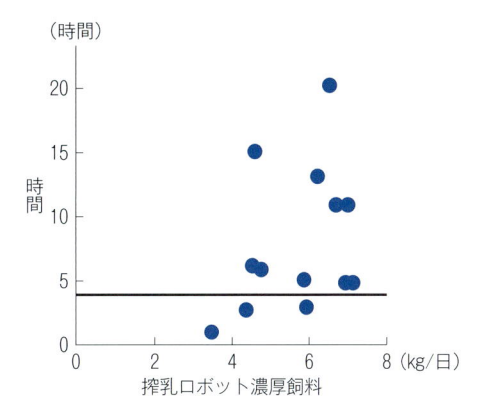

図1 搾乳ロボット濃厚飼料給与量とルーメンpH6.1以下となる時間との関係
濃厚飼料給与量が6kg／日を超えると，1日のうちでpH6.1以下となる時間が長くなる傾向がうかがえた

そのため，採食場所では搾乳ロボット内で給与する濃厚飼料部分を除いた混合飼料（Partial Mixed Ration：PMR）が給与されます。

　一般に移動経路制御型の場合では，自由往来型に比べて搾乳ロボットへの訪問・搾乳回数が多くなる傾向があり，採食場への訪問回数や休息時間が少ないようです。また，自由往来型では，搾乳ロボットへの追い込みが必要となる牛が多くなるようです。こうした搾乳ロボット飼養では，同じ牛でも日によって搾乳の時間，回数，間隔が異なります。また，搾乳ロボットに訪問してもティートカップ装着の失敗などにより搾乳間隔が延長してしまうこともあります。搾乳間隔の延長は，漏乳をもたらし，乳房炎のリスクを高めることが危惧されます。筆者らが搾乳ロボットを使って泌乳初期（分娩後20〜50日）での搾乳回数（間隔）の違いが乳生産へ及ぼす影響について検討した結果[1]では，4回搾乳の牛では，2回搾乳の牛と比べて乳量は増加していました。乳中体細胞数は，両区には統計的な違いはありませんでしたが，4回搾乳の方が低い傾向にありました（表1）。また，乳中体細胞数が10万を超える牛の出現率も4回搾乳の方が少ない傾向にありました[2]。この結果から，搾乳回数が少ないと乳房炎のリスクが高くなることがうかがえます。牛群のなかに漏乳牛が認められる時は，より注意が必要となります。

　自由往来型のシステムでは，搾乳ロボットで給与する濃厚飼料による移動の動機付けが重視されます。そのために濃厚飼料給与量が多くなると，ルーメンアシドーシスを誘発する懸念もあります。ルーメンアシドーシスによって生じる毒素（エンドトキシン）が体内に取り込まれると，乳房炎を誘発する可能性が高まることが指摘されています[3]。搾乳ロボット牛群において胃内pHの変化を連続的に測定した筆者らの調査では，搾乳ロボット内での濃厚飼料を6kg／日以上摂取している乳牛では，亜急性ルーメンアシドーシス（SARA）とみなされる胃内pHの閾値を超える例が多くみられました（図1）。PMRや濃厚飼料の飼料構成にもよりますが，搾乳ロボット内での濃厚飼料給与量が1日当たり6kg

を超える場合は，SARA に対する注意がより必要となるでしょう。

　このほかにも，搾乳方法やデッピング方法，牛舎での牛床の設計や除糞方法などが乳房炎発症のリスクと関連があると思われます。搾乳ロボットによる飼養は省力管理ができる有利性がある反面，牛の様子を直接みる機会が少なくなりますので，省力で余裕ができた作業時間を牛群や施設の管理作業に向けることが大事になると思います。

■引用文献
1）Astuti A, Obitsu T, Sugino T, et al. Milk production, plasma metabolite profiles and mammary arterial-venous differences of milk precursors in early lactation cows milked at different frequencies by an automatic milking system. *Anim Sci J*. 2015;86(5):499–507.
2）Astuti A. Nutritional Studies for Early Lactation Cows Milked by an Automatic Milking System. 〈http://ir.lib.hiroshima-u.ac.jp/00037437〉. 2015.
3）植田丈，吉村幸則，磯部直樹．リポ多糖の血液内投与による乳房炎の発症．広島大学 FSC 報告．2015；13：22–25.

（小櫃剛人）

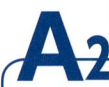

臨床系研究者の視点から

- 搾乳ロボット飼養へ移行した農場では，乳房炎の発生数が減少している。
- 管理するうえで牛が汚れにくい時間帯にオートスクレーパーを稼働させることが重要である。
- 搾乳ロボットでの飼養は，蹄病予防のためにも定期削蹄・蹄浴・快適な牛床環境の提供が必要である。

搾乳ロボット導入で乳房炎の発生は減少するのか？

　筆者が往診している，1日2回搾乳を行っていた搾乳フリーストール牛群の農場が搾乳ロボットを導入したところ，乳房炎の発生数が減少しています。この変化は，頻回搾乳によること，搾乳手技が均一化されたこと，離脱のタイミングが分房ごとになったことなどで過搾乳が防止され，乳頭口にかかるダメージが軽減されたことによると考えています。

　搾乳ロボット牛舎での乳房炎対策として重要になるポイントを紹介していきます。

牛床・通路の管理

牛床

　搾乳ロボットを導入することで管理が難しくなる要因の1つに牛舎の衛生管理があります。搾乳ロボット牛舎では，牛舎内に常に牛が存在する状態で牛床の管理を行わなくては

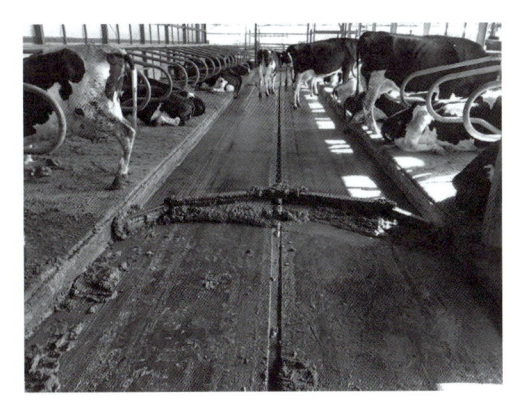

図1 オートスクレーパーのゴムを下ろす前

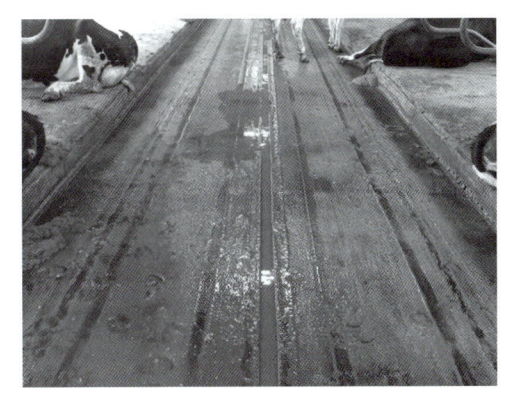

図2 オートスクレーパーのゴムを下ろした後

なりませんが，その状態では大型の重機を使って牛床に敷料を投入することが難しくなり，さらに牛床に敷料が不足すると牛体（乳房）が汚れた状態となり，乳房炎のリスクが上昇する危険性があります。

オートスクレーパー

　牛が牛舎内に存在する状態でも通路清掃できるよう，オートスクレーパーを導入する農場が多いと思いますが，しかし，オートスクレーパーを導入せずに通路に敷料を敷いている状態とオートスクレーパー導入による通路が清掃された状態とを比較すると，糞尿の跳ね返りやスラリーに足を浸すことなどによってオートスクレーパーを導入している方の牛体が汚れやすくなる傾向があります。オートスクレーパーの効果を最大限に発揮するためには，そのオートスクレーパーの管理と稼働時間帯が重要となります。

　オートスクレーパーはゴムもしくは鉄板で通路をこすりながら糞尿を廃棄溝へ押し出す仕組み（図1，2）ですが，オートスクレーパーは往復するにつれて摩耗し，段々と糞尿を押し切る能力が低下します。そうなると通路は薄く糞尿が引き延ばされ，湿りがちの状態となり結果として牛体が汚れやすくなります。こうなるといくらオートスクレーパーの稼働回数を増やしても想定した効果が出ません。定期的なメンテナンスによりゴムもしくは鉄板の押す部分を下げるもしくは交換することで通路を乾いた環境に維持することが可能となります。オートスクレーパーの摩耗変化は，毎日作業を行っているなかではなかなか気が付きにくい部分ですが，牛舎の定点定時の写真を撮影することによって摩耗を含めて牛舎内の変化を観察することができます。

　給餌時間帯は，自由往来型と移動経路制御型のいずれの飼養形式であっても牛が飼槽に集まりますが，この時間帯にオートスクレーパーを稼働させて飼槽通路を通過させると多くの牛がオートスクレーパーを避けなくてはいけなくなります。オートスクレーパーを乗り越える牛もいれば，逃げる牛もいます。乗り越える牛はスラリーバスによって足が汚れ，その汚れた足によって牛床に糞が持ち込まれることになるので牛床の汚染原因になり

ます。汚染されかつ湿潤の環境は趾皮膚炎の感染リスクも上昇させます。したがって，牛群・牛舎を注意深く観察し，牛が汚れにくい時間帯にオートスクレーパーを稼働させる必要があります。

搾乳ロボット牛群における蹄の健康と乳房炎

搾乳ロボットの管理飼育方法に限らず，蹄の悪い牛は歩行を嫌がり動きが鈍くなります。動かない牛は飼槽へのアクセス回数が減少し，一度に大量の餌を摂取し（いわゆるドカ食い），ルーメンアシドーシスを引き起こすことで乳房炎に限らず多くの疾病に罹りやすくなります。また，搾乳ロボットの牛舎では，動かない牛の搾乳回数が減少します。これらの牛は乳量の伸びしろが抑制されてしまいますし，場合によっては漏乳で牛床を汚染したり（図3），乳房炎を引き起こしたりするかもしれません。

蹄の悪い牛は痛みにより体重をうまく支えることができないため，起立している時間が短くなります。そのような牛は空腹でもギリギリまで牛床で耐えるのですが，限界を迎えると飼槽や搾乳ロボットへ行き，採食を行います。搾乳された後もすぐに牛床へ移動して座りがちになりますが，このような時の乳頭口は開いたままの状態になる傾向があるので乳房炎のリスクが増加します。

搾乳ロボット牛舎では寝ている牛もいれば歩いている牛もいる自由な生活をするため，パーラーシステムでのような誘導時や搾乳帰りに飼槽で並んでいる時などに牛を観察するチャンスを確保しづらいことから，蹄病の牛の発見も難しくなります。人が直接搾乳作業をすることもないので，起立している時に蹄を近くで観察することもありません。

このため，当然のことですが搾乳ロボット牛舎では導入前以上に蹄の管理が重要になります。蹄の病気を防ぐ対策として，定期的な蹄浴および削蹄を実施すること（年3回が望ましい），牛がしっかり休むことのできる快適な牛床（十分なスペースがあり，寝起きがしやすく，寝心地がよく，ヒートストレスの影響を受けにくい）環境を提供することの3つが重要となります。

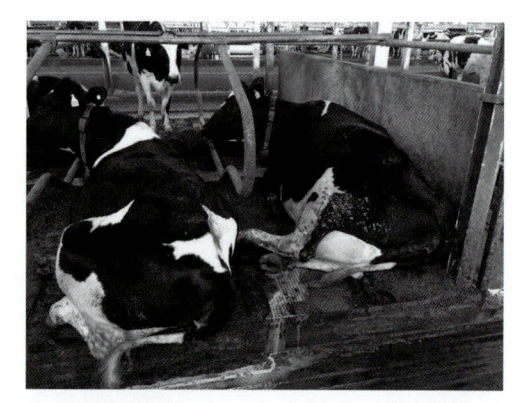

図3　漏乳の様子

（鳥羽雄一）

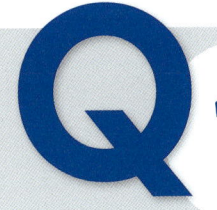

Q18 牛舎消毒の必要性とポイント

乳房炎対策において，牛舎環境の影響は大きいと感じます。

牛舎を消毒することで乳房炎の防除に効果があると思いますが，単に消毒薬を撒くだけでは必ずしも効果があるとは思えません。

乳房炎防除における正しく効果的な牛舎消毒について教えてください。

A₁ 基礎系研究者の視点から

・消毒薬の消毒効果に影響を与える要因を考え，消毒薬の効果が発揮できるように使用することが大事である。
・病原体の特徴と消毒薬の3つの作用機序の特性をつかむ。
・清掃などの作業徹底度合によってその後の病原体増殖抑止効果に差が出る。

牛舎で使われる消毒薬について

酪農現場では疾病の発生後に消毒を行うことがあります。消毒は効果があるように実施しなければ意味がありません。そのためには，消毒薬の作用機序，特徴，消毒効果に影響を与える要因を考える必要があります。

消毒薬の作用機序

消毒薬の作用機序には，病原体の細菌壁の破壊，病原体の構成タンパク質の変性，病原体の呼吸作用の阻害の3つがあります。消毒をする際は，作用機序を理解し，目的とする病原体に対してどの作用が有効かを考えて消毒薬を選ぶ必要があります。

消毒薬の特徴と欠点

消毒薬にはそれぞれ特徴と欠点があります。

逆性石鹸と両性石鹸は，病原体の構成タンパク質の変性と呼吸阻害により殺菌作用を示します。ヒト・動物ともに皮膚粘膜への刺激が少なく，畜舎や車両・器具など幅広い用途に使われます。しかし芽胞菌には効果がありません。

オルソ剤は，コクシジウムのオーシストに効果を持つ数少ない薬剤です。主に畜舎の消

毒に用いますが，特有の色とにおいがあり，殺菌力の低下が著しく，酸や紫外線にて分解されます。

　塩素剤は，強力な酸化作用によって，細菌の細胞膜やウイルスの構成タンパク質を酸化分解することで殺菌・不活化作用を示します。耐性菌ができず安価ですが腐食性があります。酸性の薬剤と混ざると塩素ガスが発生し危険です。

　ヨウ素系消毒薬は，殺菌力が強く一般細菌，ウイルス，カビに対し有効です。ヨウ素そのものの酸化力で殺菌します。

　消石灰は，強アルカリでタンパク質を加水分解し破壊します。なかでもドロマイト石灰は，消石灰の成分である水酸化カルシウムに加えて水酸化マグネシウムが含まれ，消石灰と比べて展着性がよく抗菌作用も増します。安価で一般細菌やヨーネ菌，カビなどに有効であり効用が広範囲です。吸湿性が高く畜舎内の乾燥を促進し石灰の被膜にて微生物を封じ込めます。金属類に塗布すると錆を止める作用もあります。

　アルデヒド系消毒薬は，酸性の環境では安定していますが，アルカリ性の環境では不安定でpH 8では一週間で有効成分濃度が半分ほどに減少するので，効果は得られません。目や皮膚，粘膜に対する強い刺激があります。

　以上の消毒薬の特徴と欠点を踏まえたうえで，用途を考慮し消毒薬を選ぶ必要があります。表1，表2に消毒薬の特徴および使用対象を示します。

消毒効果に影響を与える要因

・消毒薬の消毒効果に影響を与える要因には，濃度，時間，温度，pH，有機物などがあります。

・濃度的には一般的に濃いほど効果が発現します。しかし，次亜塩素酸ナトリウムは逆にpHの影響で濃度が濃くなるにつれて殺菌効果は低下します。

・温度は40〜50℃程度で活性は高まります。

・時間は基本的に消毒液と長く接触させた方が効果が出ます。

・pHに関しては薬剤によって影響を及ぼします。次亜塩素酸ナトリウムはpHが中性に近いほど殺菌効果があります。次亜塩素酸ナトリウムの原液はpH 12以上の強アルカリに調整して安定化させていますが，強アルカリでは殺菌効果は得られません。そのため，使用時に希釈してpH 8付近に調整することで殺菌作用を持たせます。近年，専用の機械でpHを調整した次亜塩酸水が低濃度で安全性が高く，直接動物の体にもかけることができるため注目を浴びています[1]。

・病原体のなかにはpHの影響を受けるものがあります。特に口蹄疫ウイルスに対する効果はpHが大きく関係します。pH 6.52以下の弱酸性，pH 11.2以上の強アルカリ性になると失活します。

・これらの要因のほか，作業の徹底度によっても効果の差が現れます。有機物（糞便な

表1　酪農現場で使用されている主な消毒薬

消毒薬	細菌				ウイルス		カビ	コクシ ジウム	主な商品名
	一般細菌	ヨーネ菌	サルモネラ菌	芽胞菌	肺炎	下痢			
逆性石鹸	○	×	○	×	○	×	△	×	バコマ®, ロンテクト®, クリア キル®, オスバン®など
両性石鹸	○	×	○	×	○	×	○	×	バステン®, ネオラック, キー エリアなど
オルソ剤	○	△	○	×	○	△	○	○	タナベゾール, ネオクレハゾー ル, トライキル®など
塩素系	○	○	○	○	○	○	○	×	クレンテ®, ビルコン®S, サッ キンゾール, スミクロール®など
ヨウ素系	○	○	○	○	○	○	○	×	クリンナップ, リンドレス, バ イオシッドなど
ドロマイ ト石灰	○	○	○	○	○	○	○	△	プロテクトV, プロテクトVA, ホワイトD, ファームガードV など
アルデヒ ド剤	○	○	○	○	○	○	○	×	グルタルグリーン, エスクカッ ト, ヘルミンなど

○：有効, △：ある程度効果あり, ×：無効　　　　　　　　　　　　　　　　　文献2を一部改変

表2　消毒薬の使用対象

消毒薬	消毒対象						特徴			主な商品名
	畜舎	踏み込み 消毒槽	器具	畜体	手指	車両	有機物 の影響	腐食性	臭気	
逆性石鹸	○	○	○	△	○	○	＋＋＋	低い	あり	バコマ®, ロンテクト®, クリア キル®, オスバン®など
両性石鹸	○	○	○	△	○	○	＋＋	低い	あり	バステン®, ネオラック, キー エリアなど
オルソ剤	○	○	○	×	×		＋			タナベゾール, ネオクレハゾー ル, トライキル®など
塩素系	○	○	△	△	△	○	＋＋＋	あり		クレンテ®, ビルコン®S, サッ キンゾール, スミクロール®など
ヨウ素系	○	○	○	△	○	△	＋			クリンナップ, リンドレス, バ イオシッドなど
ドロマイ ト石灰	○	○	×	×	×		－			プロテクトV, プロテクトVA, ホワイトD, ファームガードV など
アルデヒ ド剤	○	○	○	×	×		－		あり	グルタルグリーン, エスクカッ ト, ヘルミンなど

○：有効, △：ある程度効果あり, ×：無効　　　　　　　　　　　　　　　　　文献2を一部改変
＋＋＋：非常に影響が大きい, ＋＋：やや影響が大きい, ＋：影響あり, －：影響なし

ど）の残存が多いと殺菌効果が激減します。消毒前の清掃により徹底した有機物の除去を行うことで, 薬剤の効力を十分に発揮することができます。

・壁と床の接合部の消毒では1：10：100の法則があります。壁面の菌数を1とすると, 床面の菌数は10倍, 壁と床の接合部の菌数は100倍となる関係です。そのため, 特に接合部の洗浄消毒の徹底度合いがその後の病原体の増殖に影響を与えます[3]。

消毒薬の特性をつかみ, 病原微生物のどこに作用をもたらす薬剤なのかを把握し有効活

用することが大切です。逆に消毒薬の効果が発揮できない要因を洗い出すことも大事です。そして，何よりも消毒薬の効果を発揮することができたかどうかという確認の意識を常に持つことが重要です。

■引用文献
1）福崎智司．次亜塩素酸ナトリウムを用いた洗浄・殺菌操作の理論と実際．調理食品と技術．2010；16（1）：1-14.
2）東部・北部家畜保健衛生所：家畜衛生だより〈https://www.pref.chiba.lg.jp/kh-toubu/eisei-toubu/h27.html〉2018年9月18日参照
3）横関正直：病原菌・危害から牛を乳を農場を守る：酪農現場のバイオセキュリティと消毒．デーリィ・ジャパン社．東京．2007.

（梅原健治）

A₂　臨床系研究者の視点から

- ・牛舎の消毒では牛をオールアウトの状況にすることは難しいことから，飼養形態や牛舎の形態に合わせた消毒を考える必要がある。
- ・牛舎消毒の効果はおおむね2週間持続する。
- ・踏み込み消毒の前に靴をしっかり水洗する（ブラッシング）ことで，消毒効果が飛躍的に上がる！

牛舎消毒のこれまでと現状

　搾乳環境の乳房や乳頭の消毒は早くから普及していた酪農ですが，牛舎環境の消毒の普及はそれほど早くありませんでした。特に係留式の牛舎では，全頭を舎外に出すことが容易ではないため一度に消毒する機会がほとんどなく，取り組み難い状況にありました。しかし，乳房炎発生件数と牛舎消毒実施の実態調査により牛舎消毒に対する関心が高まり，市町村，農協や農業共済組合の主導で，農場巡回式消毒事業を実施する団体が増加してきました。

　当初農家からは消毒の効果を疑問視する声がありましたが，乳房炎や感染症の発生予防に一定の効果がみられたことからその声は減ってきました。農家は牛舎消毒前に敷料の交換などをしていたため，その作業自体も消毒効果に寄与した一因であると考えます。しかし，消毒自体の直接の効果判定の難しさや，資金面の問題から徐々に消毒は衰退していきました。その後，消毒の管理は農場の自主的管理に任せるようになり，現在は巡回式で消毒することの多くが廃止されています。

牛舎消毒の特徴

　畜産現場の消毒のなかでも豚や鶏の畜舎消毒は基本的にオールアウトした状態で行われていますが，牛舎の消毒は特殊であり牛をオールアウトする状況をつくることが困難です。しかし，飼養形態や牛舎に合わせた効率のよい消毒を行うことはできます[1]。例えば，運動場や放牧地を利用して牛舎の一部を空き状態にして，清掃，洗浄，消毒を行うことや，フリーストールの場合も群ごとに移動してその群の部分だけを消毒し，次の群を移すという方法もとることができます。係留式で牛を一度に外に出すことが困難な場合でも一頭ごとに移動して牛床の消毒をするなど，工夫次第で消毒を行うことは不可能ではありません。

牛舎消毒の効果の持続性

　乳房炎対策などにおける牛舎消毒の効果は一定期間認められますが，決して長期に効果が継続するものではありません。

　飼養環境や乳汁から新たな感染が認められれば，消毒の効果は低下していきます。

　牛舎消毒の効果はおおむね2週間持続するといわれています[2]。そのため，乳房炎対策や感染症対策のための牛舎消毒は，月2回行うのが理想です。それが難しい場合でも少なくとも月1回は実施することが望まれます。

敷料と消石灰

　牛床への消石灰散布は牛床衛生を保つ優れた方法であり，かつ牛の滑り止めにもなります。

　敷料にオガ粉を使用するとクレブシエラ乳房炎が多発することがあります。その場合，オガ粉に重量比5%程度の消石灰を混合すると効果的であるといわれています。

踏み込み消毒槽

　踏み込み消毒槽は，常時牛舎の出入り口に設置します。消毒薬は塩素系，フェノール系，アルデヒド系，オルソ剤，消石灰や複合剤を目的に応じて用います（基礎系研究者の項を参照）。いずれの消毒剤も靴に付着した有機物などで汚染されると効力が低下するため，消毒槽が有機物により汚染された場合は放置せず，こまめな薬液交換が必須となります。

　消毒薬は有機物により効力が低下するため，踏み込み消毒槽に入る前に靴に付着した大まかな有機物を省くためにしっかり水洗する（ブラッシング）ことで，消毒効果は飛躍的に上がります（**表1**）[3]。

表 1　踏み込み消毒時に水洗（ブラッシング）を併用する意義
豚糞で汚染させた長靴を用いた消毒試験

方法	予備洗浄	消毒	平均細菌数
1（対照）	なし	なし	278,000,000
2	なし	ビルコン S による消毒	176,000,000
3	なし	ビルコン S による消毒 2 分	25,900,000
4	なし	ビルコン S による消毒と擦り 30 秒	20
5	水と擦り 30 秒	なし	104,000
6	水と擦り 30 秒	ビルコン S による消毒	120

約 1/10

約 1/10,000,000

環境性乳房炎

　　環境性乳房炎の撲滅は非常に難しい問題ですが，環境性乳房炎の原因菌とうまく制御共存して牛に感染させないためのコントロールをしなければなりません。そのため牛舎消毒によって，牛舎内の菌数を減少させることが重要になります。もちろん牛床や通路の清掃，消毒による衛生管理，また普段からのこれらの管理も重要になります[4]。

■引用文献
1) 伊藤紘一，呉克昌：Biosecurity. ウイリアムマイナー農業研究所．2005.
2) 横関正直：畜産現場の消毒．緑書房．東京．2014.
3) バイエルメディカル㈱動物用薬品事業部：トータルバイオセキュリティプログラム総合編.
4) 岩田祐之，押田敏雄，酒井健夫ら：獣医衛生学第 2 版．文永堂出版．東京．2012.

（髙橋俊彦）

Q19 生菌剤による乳房炎対策

腸には約6割の免疫細胞があり，体内最大の免疫器官とも呼ばれています。

ヒトでも腸内環境を整えれば健康になるといわれ，「腸活」が流行っており，牛においても生菌剤による免疫賦活効果が期待されています。

生菌剤の投与により，乳房炎を予防することはできるのでしょうか。

そのメカニズムと臨床現場でのデータがあれば，教えてください。

A1 基礎系研究者の視点から

- ・ヒトの健康状態は特定の菌種の存在が決定付けるのではなく，腸内細菌叢を整えることが重要だと考えられる。
- ・プロバイオティクス飼料を給与された乳牛は，分娩後3カ月間で乳房炎発症回数，投薬日数，出荷停止日数を有意に抑制した。
- ・プロバイオティクス飼料を給与された乳牛では，血漿中の尿素態窒素および総コレステロールの搾乳期間全体での平均値が有意に低く，また，分娩で消費した栄養および搾乳に必要な栄養の回復が早く，かつ良好な栄養状態が維持された。
- ・プロバイオティクス飼料の給与は，乳牛の炎症状態を低下あるいは寛解させたと考えられた。
- ・プロバイオティクス飼料などの給与によって乳牛の腸内環境を整えることができれば，乳房炎の予防に期待できる。

耐性菌の問題

　乳房炎罹患牛の生乳や食肉からのメチシリン耐性黄色ブドウ球菌（MRSA）の検出も世界的には報告があり[1]，食肉，牛乳を介して耐性菌がヒトに伝播したことから[2]，抗菌薬の適正使用が提唱されています。現在，乳房炎治療は抗菌薬を用いた治療が多く行われています。薬剤耐性菌の出現リスクの懸念は，乳房炎の防除にも関わり，今日の獣医畜産領域において重大な課題であることから牛の乳房炎早期診断・治療法の開発が望まれています。筆者が所属する「東北大学大学院農学研究科附属 食と農免疫国際教育研究センター」では，生物が本来持つ免疫力を活用して，できる限り抗菌薬や農薬などの薬に頼らない農

表1　疾病に関連した腸内細菌叢

疾患	関連する細菌叢		疾患	関連する細菌叢	
小児脂肪便症	*Bacteroides vulgatus*	↑	アレルギー	*Lactobacillus* spp.	↓
	Escherichia coli	↓		*Bifidobacterium adolescentis*	↓
	Clostridium coccoides	↓		*Clostridium difficile*	↓
胃癌	*Helicobacter pylori*	↑		*Helicobacter pylori*	↓
食欲不振症	*Methanobrevibacter smithii*	↑	自閉症	*Bacteroidetes*	↑
				Proteobacteria	↑
クローン病	*Bacteroides ovatus*	↑		*Actinobacteria*	↓
	Bacteroides vulgatus	↑		*Firmicutes*	↓
	Bacteroides uniformis	↓	肥満	*Bacteroidetes*	↓
炎症性腸疾患（IBD）	*Bacteroidetes*	↓		*Lactobacillus*	↓
	Lachnospiraceae	↓		Firmicutes/*Bacteroidetes* ratio	↓
	Actinobacteria	↑		*Methanobrevibacter smithii*	↓
	Proteobacteria	↑	2型糖尿病	*Firmicutes*	↓
	Clostridium leptum	↓		*Clostridia*	↓
	Clostridium coccoides	↓		*Bacteroides-Prevotella*	↑
	Faecalibacterium prausnitzii	↓		*Clostridium coccoides*	↓
	Firmicutes/*Bacteroidetes* ratio	↓		*Eubacterium rectale*	
	Bifidobacteria	↓		*Betaproteobacteria*	↑
				Bacteroidetes/Firmicutes ratio	↑

健常人と比較して，良好（↑）と悪化（↓）で表した。　　　　　　　　　　　　　　　文献4を改変

畜水産物の健全育成システムの創出を行っています。それにより生産された食品の安全性と機能性を総合的に診断評価する新たなシステムの開発を行うことを理念とし，乳房炎の発症予防にプロバイオティクス飼料添加剤の応用を試みているので紹介します。

ヒトの腸内細菌叢

ヒトの疫学調査およびマウスを用いた研究によって「腸内細菌叢が影響する疾病」が明らかにされ，多数報告されています[3]。それらの疾病に関連した腸管細菌叢を**表1**にまとめました。ヒトの小児脂肪便症，胃癌，クローン病，炎症性腸疾患などの疾患に加え，アレルギーなどの免疫，精神的な自閉症，さらには肥満と2型糖尿病といった健康や正常な生理機能にも，腸内細菌叢が重要な役割を果たしています。宿主の健康と腸内細菌叢との関係は非常に複雑であり，特定の菌種の存在がヒトの健康状態を決定付けているのではなく，腸内細菌叢全体のバランスを整えることが重要であると判断できます。

プロバイオティクス飼料給与試験成績1

プロバイオティクス飼料給与試験は，宮城県畜産試験場乳牛チームとアサヒカルピスウエルネス㈱との共同研究によって実施されました。前乳期までに乳房炎発症が確認されているホルスタイン種牛に，プロバイオティクス飼料添加剤 *Bacillus subtilis* C-3102株（枯

表2　枯草菌給与による前乳期に対する乳房炎発症抑制効果

枯草菌	乳房炎発症回数	投薬日数	出荷停止日数
非給与区	通常発症	通常発症	通常発症
給与区	低下（$P=0.02$）	低下（$P=0.04$）	低下（$P=0.03$）

すべての供試牛は前乳期までに乳房炎発症履歴を有し，発症抑制効果は分娩後3カ月間で比較解析した

草菌）を分娩予定日1カ月前から個別給与した牛は，前乳期および非給与区牛と比べて，乳房炎発症回数，投薬日数，出荷停止日数を有意に抑制しました（表2）。また，枯草菌を給与した牛は，非給与区牛に比べて体細胞数の減少が認められ，分娩後26日以降の分房別乳汁中体細胞数は有意に低い値となりました。そのため，枯草菌給与が乳牛の分娩後3カ月間における乳房炎発症を有意に低下させたこと，さらに搾乳量も同時期内でピークとなることを考慮すれば，経営的にも非常に有効な結果と考えられます。

プロバイオティクス飼料給与試験成績2

　乳牛は分娩後の泌乳により負のエネルギーバランスに陥るため，良好な栄養状態への速やかな回復が必要となります。血漿中の尿素態窒素および総コレステロールの搾乳期間全体での平均値では，枯草菌給与区は非給与区と比較して両血漿成分の期間内平均値は有意に低く，分娩や搾乳で消耗した栄養の回復が早く，また良好な栄養状態が維持されることが判明しました。また，ストレス指標である血漿中コルチゾールおよびTBARS（2-チオバルビツール酸反応性物質）は，枯草菌給与区は非給与区と比較して期間内平均値は有意に低く，分娩および搾乳によるストレスが軽減されたと推察されました。

　乳牛の免疫状態を解析し，枯草菌給与牛では顆粒球割合が有意に高く，枯草菌給与によってヘルパー型T細胞（CD4[+]）が増加し，キラー型T細胞（CD8[+]）が減少することが明らかとなりました。さらに，炎症性T細胞（$\gamma\delta$T）の割合が低い状態で維持されていたことにより，枯草菌給与は乳牛の炎症状態を低下あるいは寛解させることが考えられました。

　現在，枯草菌による乳房炎発症抑制には，樹状細胞の活性化が主要な作用機構の1つと考えられています[4]。作用機構は，経口摂取した枯草菌が小腸パイエル板において樹状細胞を刺激し，活性化した樹状細胞が血液中を移動し，T細胞の分化を誘導して乳房へ炎症の発生を抑制する機構が考えられています（図1）。そのため，プロバイオティクス飼料の投与によって乳牛の腸内環境を整えることができれば，乳房炎の予防が期待できます。

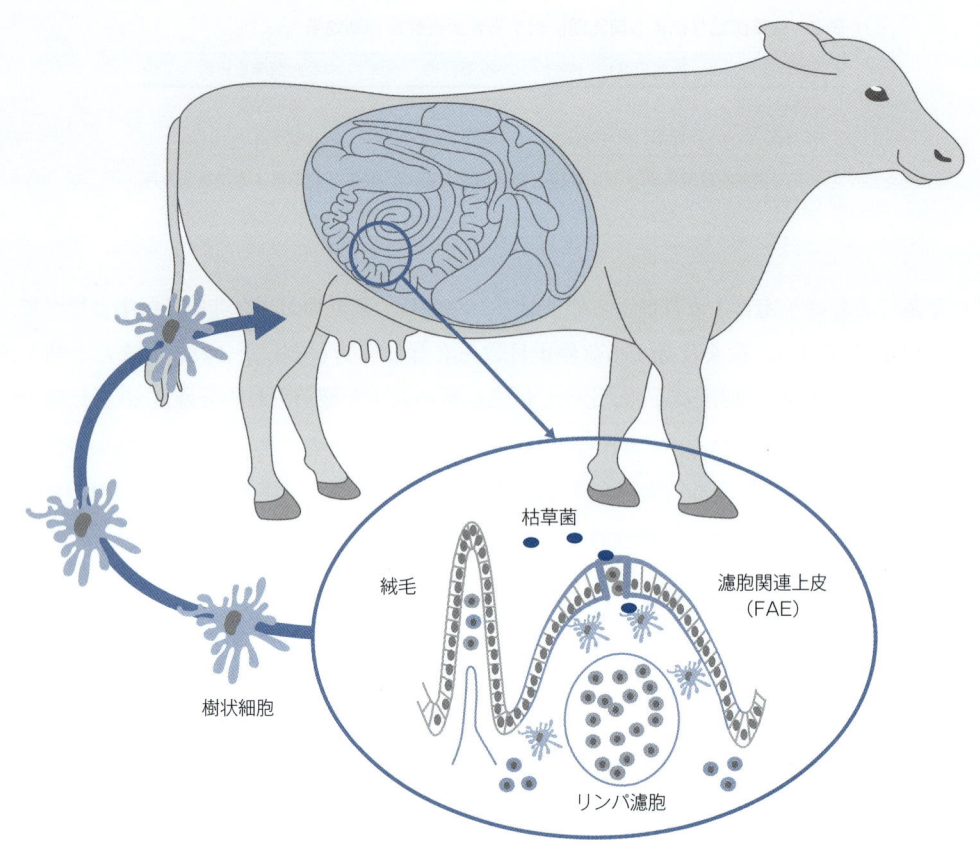

図1　枯草菌による免疫系活性化機構
小腸パイエル板において，経口摂取した枯草菌によって増加した有用菌（ビフィズス菌，乳酸菌）が樹状細胞を刺激し，活性化した樹状細胞が乳房へ血液中を移動して炎症の発生を抑制する

■引用文献

1）Vanderhaeghen W, Hermans K, Haesebrouck F, et al. Methicillin-resistant *Staphylococcus aureus* (MRSA) in food production animals. *Epidemiol Infect*. 2010;138(5):606-625.

2）de Jonge R, Verdier JE, Havelaar AH. Prevalence of meticillin-resistant *Staphylococcus aureus* amongst professional meat handlers in the Netherlands, March-July 2008. *Euro Surveill*. 2010;15(46):1-5.

3）Clemente JC, Ursell LK, Parfrey LW, Knight R. The impact of the gut microbiota on human health: an integrative view. *Cell*. 2012;148(6):1258-1270.

4）麻生久. プロバイオティクス飼料と乳房炎. 臨床獣医. 2017；35（5）：22-27.

（麻生　久）

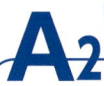

臨床系研究者の視点から

・枯草菌の給与によって，善玉菌が増加し悪玉菌が減少して腸内細菌叢がより良好な状態となった。
・枯草菌の給与は潜在性乳房炎などを抑制し，搾乳ストレスの影響を緩和していると考えられた。

牛群検定成績による枯草菌給与効果の検討

　消費者などの食品の安全安心への関心が高まっています。畜産物に対してもアンティバイオティクス（抗菌薬）に依存しない飼養管理が求められ，最近ではプロバイオティクスなどによる腸内細菌叢の適正化がもたらす疾病への効果が提唱されています。しかし，プロバイオティクスを給与した際の衛生的乳質を中心とした，乳質に関しての検討例は多くありません[1,2]。そのため，プロバイオティクスとして活用される枯草菌を通年給与した牛群を設け，その牛群検定成績を用いて枯草菌による乳質改善，さらにそれを用いた場合の経済効果を検討しました。

材料および方法

材料

　枯草菌（*Bacillus subtilis* C-3102 株）1.5×10^8 個 /g の希釈製品を福島県内農場の搾乳牛に対し混合飼料（TMR）に混合給与（40 g/ 頭 / 日）。

給与期間

　2015 年 5 月～2016 年 4 月の 1 年間。

調査項目

　2014 年 5 月～2016 年 4 月までの牛群検定成績，同一牛 15 頭を用いた 2015 年 4 月（給与前）と 9 月（給与中）の腸内細菌叢成績。

成績

腸内細菌叢（log CFU/g）

　両期間において 12 頭の成績が取得できました。平均値で枯草菌は給与前 3.23 から給与中 4.95 と有意（$P < 0.05$）に増加し枯草菌が腸管内に到達しており，Bifidobacterium が 6.31 から 7.34 と有意（$P < 0.05$）に増加，*Clostridium perfringens* が 2.84 から 2.38 と有意

表1 腸内細菌叢：平均データ

対数菌数（logCFU/g）

	給与前	給与中
Enterobacteriaceae	4.72	5.38
Clostridium perfringens	2.84	2.38 ※
Salmonella	ND	ND
Streptococcus	6.78	7.16
Lactobacillus	2.56	2.66
Bifidobacterium	6.31	7.34 ※
Total bacteriaceae (anaerobe)	7.18	7.59
枯草菌	3.23	4.95 ※

相対値

	給与前	給与中
Lactobacillus/総菌数(anaerobe)%	3.93	2.21
Bifidobacterium/総菌数(anaerobe)%	26.56	34.72

※ $P<0.05$
n＝12
検出限界
　Salmonella, *C.perfringens*, *Staphylococcus*：2.30
　Bifidobacterium：3.30

表2 牛群検定成績（給与前と給与中の平均値比較）

牛群検定データ	給与前	給与中	有意差
搾乳牛頭数（頭）	121	118	
搾乳日数（日）	177	205	$P<0.01$
年齢（歳）	3.7	4.0	$P<0.01$
産次（産）	1.9	2.3	$P<0.01$
標準乳量（kg）	34	34.3	
乳脂肪率（%）	3.89	4.00	
乳タンパク率（%）	3.29	3.33	
無脂乳固形分率（%）	8.72	8.75	
乳汁中体細胞数(SCC, $\times 10^3$/mL)	136	125	
リニアスコア	2.1	2.2	

（$P<0.05$）に減少し，善玉菌が増加し悪玉菌が減少して腸内細菌叢がより良好な状態となっていました（**表1**）。

牛群検定成績（給与前と給与中の平均値比較）

①データ：**表2**に示す通り，年齢は3.7歳から4.0歳，産次は1.9産から2.3産，搾乳日数は177日から205日と有意（$P<0.01$）に増加していました。しかし，乳汁中体細胞数（SCC；$\times 10^3$/mL）は136から125と減少し，リニアスコアは2.1から2.2とほとんど変化はありませんでした。

②臨床型乳房炎による一過性の体細胞数増加を除いた体細胞数階層別の給与前と給与中の比較（**図1**）。

体細胞数階層別頭数比較（図1）

　給与前と比較し給与中は，5万個/mL未満群と5万個/mL以上10万個/mL未満群が増加し，10万個/mL以上20万個/mL未満群と20万個/mL以上30万個/mL未満群が減少しました。

給与前体細胞数階層の平均体細胞数と給与中平均体細胞数比較（図1）

　5万個/mL未満群は2.8万個/mLから4.7万個/mLと有意（$P\leqq0.01$）に増加しましたが，5万個/mL以上10万個/mL未満群は7.0万個/mLから6.9万個/mL，10万個/

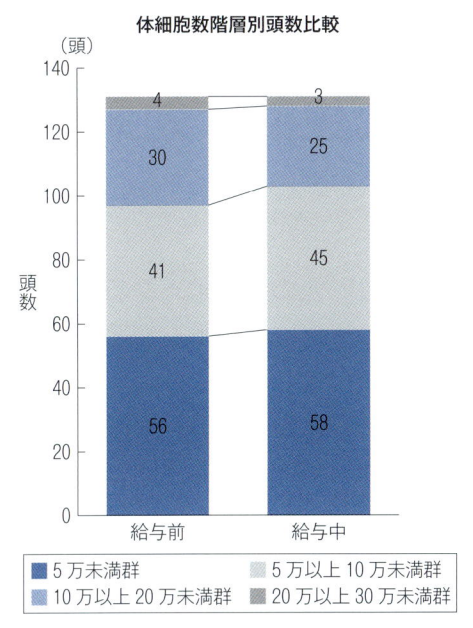

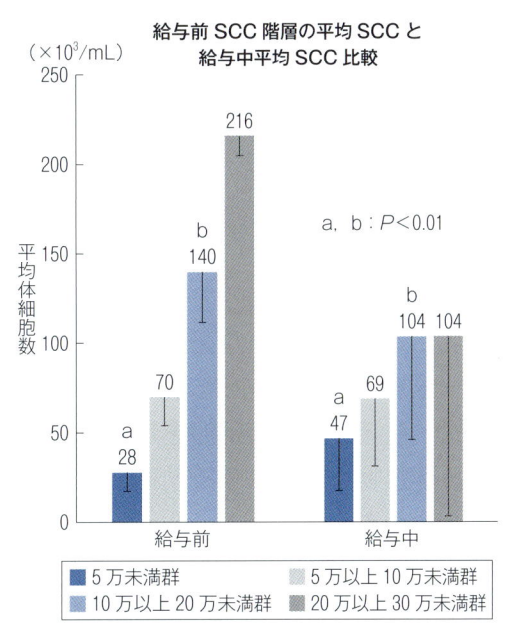

図1 臨床型乳房炎による一過性の体細胞数増加を除いた体細胞数階層別の給与前と給与中の比較

mL 以上 20 万個 /mL 未満群は 14.0 万個 /mL から 10.4 万個 /mL（$P \leqq 0.01$），20 万個 / mL 以上 30 万個 /mL 未満群は 21.6 万個 /mL から 10.4 万個 /mL と減少しました。

考察

　枯草菌の給与中は給与前と比較して体細胞数の増加要因である産次，年齢，平均搾乳日数が有意に増加しました。しかし，体細胞数は減少しリニアスコアはほとんど変化がなく，体細胞数階層頭数が給与前と比較し給与中は低体細胞数階層頭数が多く，給与前体細胞数階層の平均体細胞数は 5 万未満群を除き給与中は減少していました。そのため，枯草菌の給与によって潜在性乳房炎などを抑制し，搾乳ストレスの影響を緩和しているものと考えられました。

　福島県における生乳体細胞数の違反の基準は 30 万個 /mL 以上です。この基準により近い階層で良好な結果が得られたことから，枯草菌を活用することにより衛生的良質乳生産者となれば違反による格差金をある程度回避できるのではないかと考えられます。つまり，枯草菌の給与は衛生的乳質に寄与するだけでなく，経済的にも寄与する効果があると思われます。

■引用文献

1) 佐藤勝祥，佐藤秀俊，浦川めぐみら：枯草菌給与による乳房炎発症予防効果の検討．第 19 回日本乳房炎研究会発表資料．2014.
2) 浦川めぐみ，佐藤勝祥，佐藤秀俊ら：枯草菌給与が乳牛の血中免疫担当細胞へ与える影響．第 19 回日本乳房炎研究会発表資料．2014.

（鈴木真一）

Q20 前搾りによる衛生的な効果

　乳頭を刺激すると乳汁の排出を促す反射が起こり，乳の出がよくなる，俗に言う「乳が降りる」現象が強まるといわれます。この反射はホルモンが関係していると聞きますが，その原理は分かっているのでしょうか。

　また，前搾りはその反射を起こす効果があるといわれる一方で，乳房に溜まっている微生物を排出させる効果もあると聞きました。前搾りの衛生的な効果についても教えてください。

A1 基礎系研究者の視点から

・前搾りを行うことでホルモンの一種であるオキシトシンの分泌が促進され，乳腺胞腔に蓄積した乳が末梢側から乳頭口に向かって勢いよく流れていく（射乳）。
・射乳が最も強く行われるのは乳頭刺激から 1〜2 分後である。
・不適切な前搾りは，乳腺の筋上皮細胞の収縮を低下させ，短時間での搾乳量を低下させる。

前搾りが持つ多面的な役割

　乳牛をミルカーで搾乳する前，手搾りによる前搾りを行います。この前搾りには，①異常乳の発見，②感染しやすい乳頭口付近に蓄積した乳の除去，③乳頭口の通りをよくする，④オキシトシンの分泌促進，といった多面的な役割があります。それぞれ適切な搾乳を行ううえで必要不可欠な役割ですが，特に④のオキシトシンについて，乳腺の構造を踏まえつつ細胞生理学的な説明をしたいと思います。

前搾りが誘導する射乳の流れ

　泌乳期の乳腺において乳を産生する細胞は，乳腺胞を構成する乳腺上皮細胞です。乳腺上皮細胞は乳成分を合成し，乳腺胞腔に分泌します。分泌された乳は乳腺胞腔に蓄積するとともに，ゆっくりと乳管や乳腺槽に向かって流れていきます（図1）。そのため，搾乳前の乳牛の乳房内において，乳は乳頭槽や乳腺槽に 40%，末梢の乳管や乳腺胞腔に 60% 蓄積されています。そして，乳腺胞や乳管の周りには筋上皮細胞が存在しています。この

筋上皮細胞は細胞突起を伸ばして乳腺胞腔や乳管の周囲を覆っていますが，前搾りの刺激によって脳下垂体後葉から分泌されたオキシトシンが結合すると，その細胞突起を収縮させます。すると，筋上皮細胞が乳腺胞や乳管を圧縮し，その内腔に蓄積した乳が末梢側から乳頭口に向かって勢いよく流れていきます。これを射乳といいます。この射乳による流れを利用して，ミルカーは乳腺内に蓄積した乳を効率的に吸引します。射乳が最も強く行われるのは乳頭刺激から1〜2分後といわれています[1]。そのため，前搾りはミルカーによって本格的に

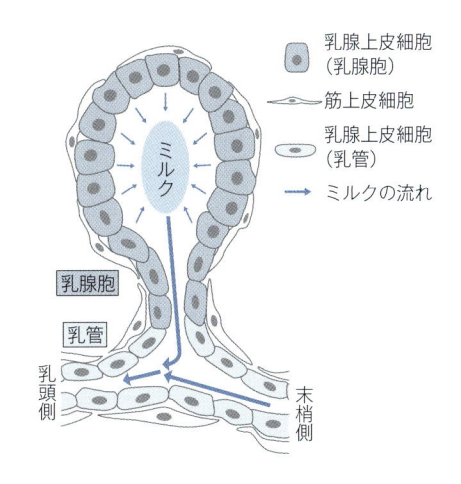

乳腺上皮細胞
（乳腺胞）
筋上皮細胞
乳腺上皮細胞
（乳管）
ミルクの流れ

ミルク

乳腺胞

乳管

乳頭側

末梢側

図1　乳腺胞と乳管を構成する上皮細胞とその周囲に存在する筋上皮細胞の模式図

搾乳する少し前に行うことが重要です。前搾りがない場合あるいは時間が経ちすぎた場合など，射乳が効率的に行われていない状態でミルカーを装着すると，過剰な陰圧がかかるため，末梢の乳管や乳腺胞に蓄積した乳が残留しやすくなります。その結果，時間当たりの搾乳される乳量が減少します。

乳の残留は乳産生能力を低下させる

　不適切な前搾りによって乳腺胞腔に残留した乳は，乳腺上皮細胞の乳産生能力を低下させるリスクにも影響します。それというのも，乳腺上皮細胞は白血病阻止因子（LIF）や腫瘍壊死因子（TNF）-α といった内因性の生理活性物質も乳汁中に分泌しています。乳腺胞腔に乳が残留すると，これらの生理活性物質が乳腺上皮細胞と結合し，その乳産生能力を低下させるスイッチ（NFκB，STAT3経路）をオンにします[2]。本来，このスイッチは離乳後の母体が速やかに乳産生を終了するためのものです。ですが，不適切な搾乳による乳腺胞腔への乳の蓄積は，この離乳後に類似した状態を局所的に引き起こします。そのため，乳腺上皮細胞が産生する乳量が減少し，次回に搾乳される乳量減少の原因にもなります。さらに，長期にわたって乳が乳腺胞腔に残留すると，乳腺上皮細胞の乳産生能力は不可逆的にオフの状態となり，以降の授乳期間にわたって悪影響を及ぼします。ここまで話すと，徹底的に搾乳した方がよいイメージがしますが，過度の搾乳による陰圧は，乳頭皮膚や乳頭粘膜，乳腺胞，乳管を損傷させますのでご注意ください。

　前搾りとオキシトシンの関係について説明してきました。最後に余談ですが，愛情ホルモンともいわれるオキシトシンには，筋上皮細胞の収縮を引き起こすだけではなく，その増殖や分化を促進する作用もあります。また，ストレスホルモンであるコルチゾール，幸

せホルモンといわれるセロトニンにも乳腺上皮細胞の乳産生能力を調節する作用がありま
す。今後，これらの乳汁中濃度と作用機構の詳細についても調べていければと考えており
ます。

■引用文献

1) Bruckmaier RM, Wellnitz O. Induction of milk ejection and milk removal in different production systems. *J Anim Sci*. 2008;86(13):15-20.
2) Marti A, Lazar H, Ritter P, Jaggi R. Transcription factor activities and gene expression during mouse mammary gland involution. *J Mammary Gland Biol Neoplasia*. 1999;4(2):145-152.

（小林　謙）

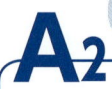

A₂ 臨床系研究者の視点から

・乳は必ずストリップカップで受ける。牛床や尿溝などへ搾り捨てることは，乳房炎起因
　菌などを牛舎内へ拡散することになるため，絶対にしてはいけない。
・これまでの前搾りの乳汁は，多くて5 mL程度と考えられていた。
・通常の前搾り乳汁中では細菌数と体細胞数はそれ以降の乳汁と比較して非常に多い。
・前搾りの量を段階的に増やすと，乳汁中の細菌数と体細胞数は低下する。

前搾りとは

　前搾りの役割とは，『新編畜産大辞典』にて①異常乳の早期発見，②汚染乳の排除，③
射乳反射の促進，と定義されています[1]。また，『MASTITIS CONTROL Ⅱ』でも①乳頭
口の生乳の通りをよくする，②乳頭乳槽に貯留している異常乳を排出させる，③オキシト
シンの放出を促すために搾乳刺激を与える，④異常乳の発見をする，と記載されていま
す[2]。

衛生的な前搾り

　搾乳前の乳頭槽内には，乳頭口から侵入した細菌により汚染された乳汁が貯留していま
す。前搾りは生産者が衛生的に生乳生産をするために実施している対策の1つです。
　実際に現場でよく行われている方法は，乳頭清拭前（清拭した清潔な乳頭を汚さないた
め）に，各乳頭を3〜5回以上ストリップカップに前搾りします。
　前搾りは，乳房炎の発見にも有効で凝塊の発見や乳の性状を観察でき，臨床型乳房炎の
早期摘発と治療が可能となります。乳は必ずストリップカップに受けます。牛床や尿溝な

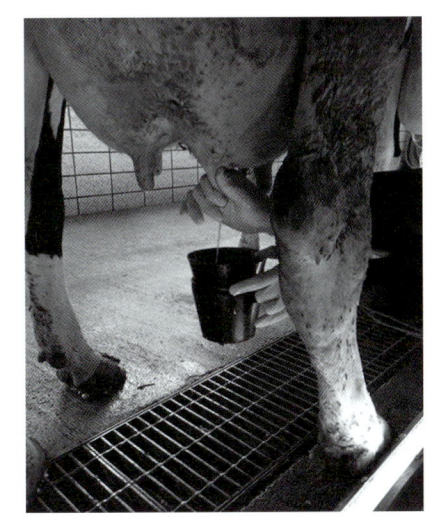

図1 前搾り

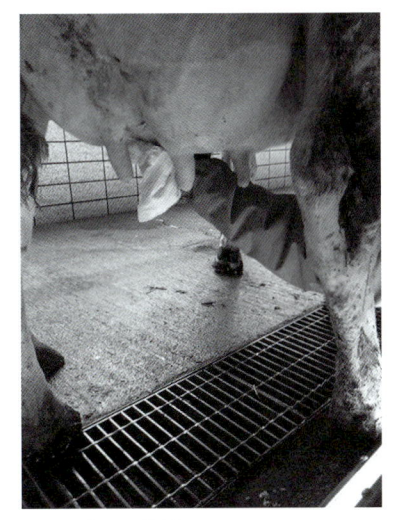

図2 乳頭の清拭

どへ搾り捨てることは，乳房炎起因菌などを牛舎内へ拡散することになるので，絶対にしてはいけません。

適正な前搾りの量

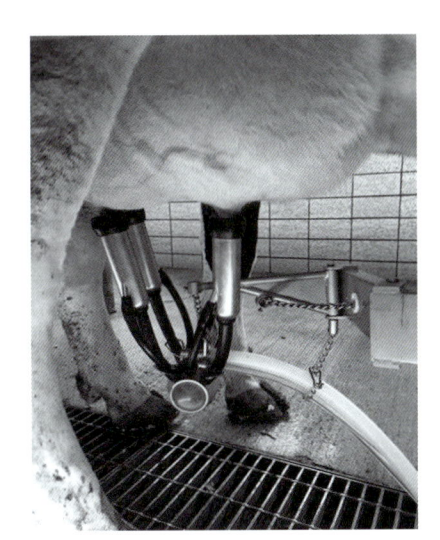

図3　ミルカー装着

搾乳手順は，①前搾り（**図1**），②プレディッピング，③乳頭の清拭（洗浄・殺菌，**図2**），④ミルカー装着（**図3**），⑤ミルカー離脱，⑥ポストディッピングが推奨されています。搾乳作業の早い段階で前搾りが実施されるということは，最も重要な作業の1つという認識をしていただきたいと思います。

通常，人為的な搾乳では1回の搾乳動作で搾れる量は3〜5 mL くらいです（搾乳者の慣れや牛の個体にもよること，また一般に初産牛は経産牛より量が少ないなどがありますが）。しかし，前搾りは一度にはたくさん搾ることはなく，おそらく一搾り1 mL 程度となります。つまり，一度に前搾りされる量は多くて5 mL 程度と考えられます。このように前搾りの量が正確に設定されておらず前搾りされる量には幅があることから，当研究室では，衛生的に適正な前搾りの量を把握することを目的として，前搾りの量とそれから得られた乳汁中の細菌数および体細胞数を検討しました（北野菜奈：第6回家畜感染症学会　学術集会，2016 年）。

前搾り乳汁のうちコアグラーゼ陰性ブドウ球菌（CNS），環境性レンサ球菌（OS），黄色ブドウ球菌（SA）が検出された乳汁を対象として，前搾りの量を通常の場合，一方で

その量を段階的に増やした場合とで細菌数と体細胞数の変化関連を比較検討して調べてみました。その結果（菌種によっても若干変動があります），通常の前搾りでは乳汁中に細菌数と体細胞数が非常に多いことが分かりました。一方，前搾りの量を増加した場合，その増加の量に伴い乳汁中の細菌数と体細胞数は低下することが判明しました。結果として前搾りの乳汁量は，従来の量より多くすることが衛生的に有効であることが分かり，一方でそれが少ない場合は乳頭やその周辺に残留していた細菌のバルクタンクに持ち込まれる菌数が多くなっている可能性を示すことができました。

　通常行っている前搾りの量より，より衛生的にするためにバルクタンクに持ち込まれる細菌数を減らすためには概して通常の約4倍以上，また体細胞数を下げるためには約10倍以上の前搾り量が必要であることが我々の結果から判明しました。

　衛生的な生乳を提供するには，なるべく多くの量で前搾りをすることが有効になります。しかし，実際に搾乳作業をするうえではどの程度前搾りをすればよいのかの判断は難しいと思います。我々のデータからある程度の基準となる量を提示することができましたが，実際には量を測りながら前搾りをすることはありません。少なくとも普段から行っている量よりは多く前搾りすることが有効であることは間違いありません。これを踏まえ，現場での搾乳作業ではなるべく普段より多くの量を前搾りすることを心がけていただければと思います。

■引用文献

1) 田先威和夫　監修：新編畜産大事典. 養賢堂. 東京. 1996.
2) 十勝乳房炎協議会：MASTITIS CONTROL Ⅱ. 2014.

（髙橋俊彦）

第3章
もっと知りたい乳房炎

Q21 乳汁中の感染菌量と乳房炎発症の関係

乳房炎の簡易検査として PL テストを使用していますが，PL テストで陰性でも細菌検査で菌が多く検出されることがあります。体細胞数が少なくても感染菌量が多い，またその逆はあるのでしょうか？　そもそも乳汁中の感染菌量と体細胞数は相関するのでしょうか？　教えてください。

A1 基礎系研究者の視点から

- 乳房炎の診断の評価においては，体細胞数の測定に加えて原因菌種の同定が重要である。
- SA を原因とする乳房炎の場合，体細胞数では乳房内に感染している菌量を推測できない。
- 健常乳とされた乳汁でも，高濃度の SA が検出される場合がある。

乳汁中体細胞数と感染菌量の関係

乳房炎発症は多くの場合，細菌による乳房内感染によって引き起こされますが，臨床獣医師は全身および乳房の症状の所見や乳汁中の体細胞数（PL テスターも含めて）を基準として，乳房炎の診断を行っていることが多いのではないでしょうか。乳房炎の治療では，発症に関わる周辺情報は多い方がよいですが，発症の原因となる菌種や菌量までを常時検査することは少ないでしょう。それらの詳細な情報があれば，治療方針の選択や搾乳順序などの見直しを考えるうえでより助けになるかもしれません。しかし現在，乳房炎発症時の原因菌と排菌量との関係を明らかにしたデータはあまりありません。

乳汁中菌量と体細胞数の関係の調査

乳房炎の代表的な原因菌である黄色ブドウ球菌（*Staphylococcus aureus*：SA）は，伝染力が強く，対応が遅れた場合には乳腺の深部まで侵入してバイオフィルムを形成するなど，乳房炎の原因菌種のなかでも厄介な菌です。この SA を原因とした乳房炎発症時における病状と乳汁中の菌量との関係について調べるため，筆者らは大慈ら（千葉県農業共済組合連合会）と協力し，初診時の SA 乳房炎においての乳房炎重症度と乳汁中の SA 菌量との関係を調査しました[1]。

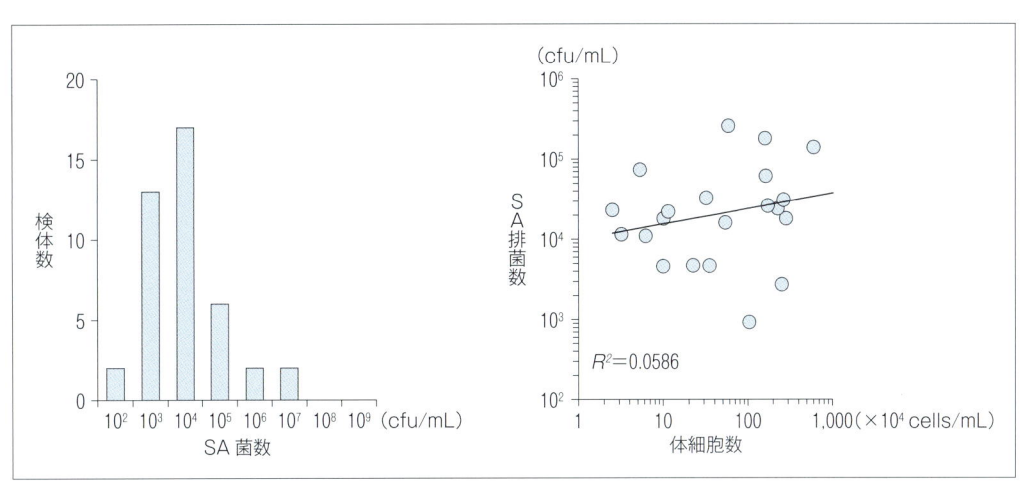

左：検体中の体細胞数の分布．右：排菌量と体細胞数との相関

図1 初診時乳房炎疑いの分房乳中のSA排菌量と体細胞数との関係

　調査は，2010〜2012年にかけて行われました。検体は，乳房炎が疑われた牛の初診時分房乳（249分房）と，比較検討のための健常牛の分房乳（274分房）を用い，すべての検体において体細胞数の測定と原因菌種の同定を行いました。SAが検出された牛については，SAゲノム中の標的遺伝子（thermostable nuclase：*nuc*）を定量PCR法で測定し，感染しているSA菌量を測定しました。乳房炎の重症度は，診療カルテから全身症状を伴う急性乳房炎と局所症状のみの急性乳房炎に分類しました。

　まず，罹患牛の症状の重篤度と体細胞数の関係を調べたところ，局所症状のみの乳房炎罹患牛（103.3±28.6万個/mL）に比べ，全身症状を伴う乳房炎罹患牛（465.2±96.9万個/mL）で乳汁中の体細胞数の平均値が5倍ほど高いという予想した通りの結果が出ました。一方でSAが検出された42分房のSA菌数は1×10^3 cfu/mL以上1×10^5 cfu/mL未満の範囲にほぼ70%以上が集中しており，予想に反してSA菌数と体細胞数に相関関係はほとんどみられませんでした（**図1**）。

　一方，健常牛から採取した274検体のうち，32検体（11.7%）からもSAが検出されました。菌数の分布は，前述のSA乳房炎罹患牛と同様，1×10^3 cfu/mL以上1×10^5 cfu/mL未満の範囲に集中しており（26検体，9.5%），乳汁中のSA菌数と体細胞数との間にも相関がないことが分かりました（**図2**）。健常乳として扱った乳汁においてこれほどSAが検出されるとは予想していませんでしたので，この結果にはいささか驚かされました。

　この調査の結果を総括すると，発症時におけるSA乳房炎の診断の評価により，①体細胞数の測定に加えて原因菌種の同定が重要であること，②体細胞数が高い重症乳房炎が必ずしも乳汁中のSA菌量が高いとは限らない（逆もまたしかり）こと，③健常乳とされた乳汁でもSAが高濃度に検出されることが示されました。調査をはじめた当初は乳汁中のSA菌量と乳房炎の重症度はある程度比例すると予想していましたが，予想とは異なった

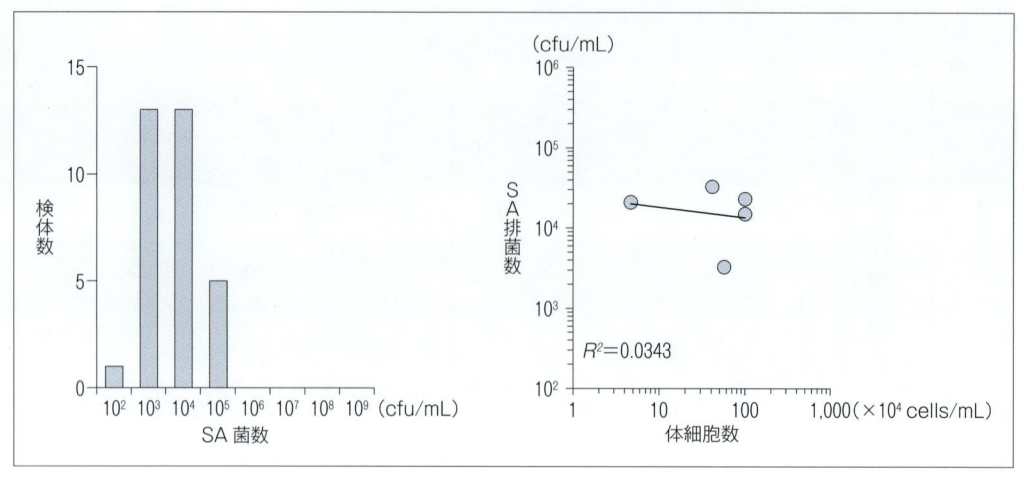

左：検体中の体細胞数の分布，右：排菌量と体細胞数との相関

図2 健常乳として扱った乳中の SA 排菌量と体細胞数との関係

　これらの結果を受け，乳房炎を診断する際には「一見して菌が少ないから大丈夫かな」と油断させる SA の危険性を考慮して，体細胞数に加えて菌種同定もルーチンとして実施しておくことが，乳房炎の治療や防除に必要になるのではないかと考えさせられました。

■引用文献

1）林智人，菊佳男，尾澤知美ら．黄色ブドウ球菌および大腸菌性乳房炎の発症と乳中感染菌量の関連性．日本乳房炎研究会報．2014．41-44．

（林　智人）

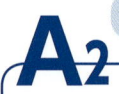 **臨床系研究者の視点から**

・SA 乳房炎の保菌牛は 1 回の検査では把握できないため継続した検査が必要である。
・大腸菌性乳房炎の場合，乳汁中の菌数が 10^8 cfu/mL 以上の牛で予後不良が多い。
・乳汁の採取や保存の状況は，検査の結果に影響することがある。正確な検査を心掛けたい。

SA 乳房炎の摘発と感染予防

　SA を原因とした乳房炎では，必ずしも体細胞数と排菌量は一致しません。このため，PL テスターのみに頼った SA 保菌牛の絞り込みは保菌牛の見逃しの危険性があるので，細菌検査は確実に行うべきです。SA 保菌牛を摘発する目的で行われる乳汁採取では，1

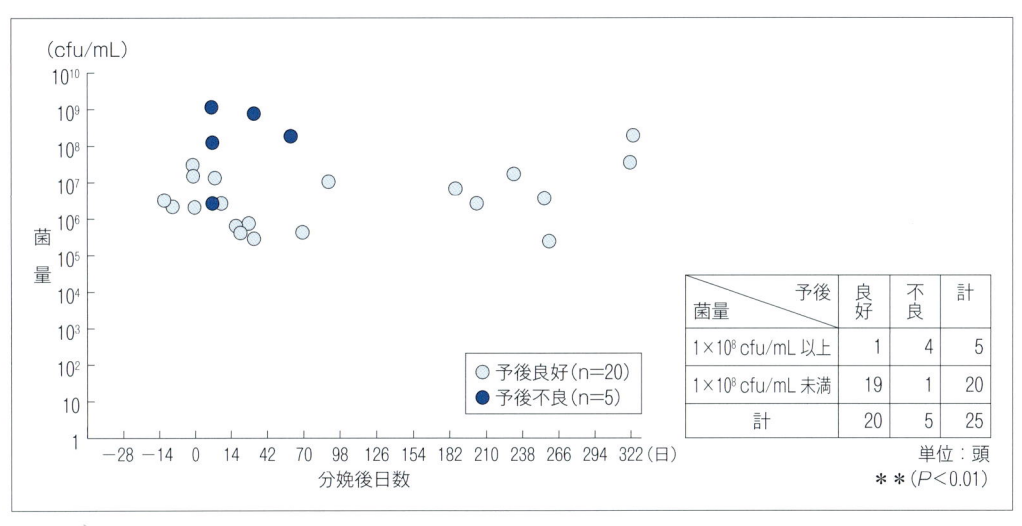

図1　大腸菌性乳房炎の発症時期と菌量および予後の関係

回ですべての保菌牛を把握することは困難です。このため，継続的な検査によってSAを保菌している個体や保菌分房を特定する必要があるでしょう。

　　感染予防には，①SA保菌牛の確実な把握と搾乳順の変更による新規感染予防，②乳房炎治療牛と分娩後の乳牛を同じ機械で搾乳する可能性が高いバケットミルカーの保守と消毒の徹底による新規感染予防，③SA保菌牛がいる農場では後継牛にSA保菌牛の初乳や移行乳を飲ませたり子牛同士の舐め合いをさせない管理をすること，④導入牛に対してSA保菌の有無を必ず検査すること，の4つが重要であると考えます。

大腸菌群の乳汁中菌量と予後の関係

　　大腸菌群による乳房炎は飼養形態による違いがあるかもしれませんが，一般的には分娩直前や分娩直後での発生が多いです。前述の調査（基礎系研究者と同じ調査）では，分娩直前・直後に発症し，乳汁検査により菌量が10^8 cfu/mL以上だと予後が悪くなる確率が高いことが分かりました（**図1**）。大腸菌による新規感染は乾乳初期・後期，分娩時に多い[1]ことから，この時期の新規感染の予防が重要であることが示唆されました。すでに分娩前後の乳房炎発見の重要性は周知されていると思いますが，農場に対して分娩前後の急性乳房炎は特に早期発見・早期治療と発生予防の重要性を再度意識していただければと思います。これは，予防対策が十分で，早期に適切な治療が行われれば被害が最小限に抑えられ，皮温不整で冷たく起立不能の牛を看護する必要が減ると考えられるからです。

乳汁の採取状況や保存状態は検査の結果を左右する

　　乳房炎発見や治療依頼のタイミングは農場により異なることに加えて，罹患した乳牛の体調や免疫抵抗力によって，体細胞数は大きく異なります[2]。そのため，原因菌の菌数

（菌量）と体細胞数の関係について一概に結論付けることは困難かもしれません。しかし，乳汁の採取状況や保存状態によって検査の結果が異なる可能性があることを頭に入れておく必要があります。環境性レンサ球菌（OS）や大腸菌群，コアグラーゼ陰性ブドウ球菌（CNS），酵母様真菌は，乳汁の採取から検査までに時間が経過すると菌数が少なくなるという報告[3]があります。大腸菌では保存温度が高いと菌数が増加し，検査用乳汁の混和が不十分なまま培地に塗布した場合や，綿棒を用いて培地に塗布をすると菌数が少なくなるといった報告[4]もあります。検査の精度を保つためには，乳汁採取から培地への塗布までの検体の保存に注意を払う必要があるでしょう。

　最後になりますが，なぜ乳汁細菌検査を行うのでしょうか？　それは原因菌を特定し，それを念頭においた症状の把握と適切な治療を行うためです。それだけでなく，診療から乳房炎の予防対策ができるようにするためであると考えられます。乳房炎対策においては，正確な検査と的確な治療が鍵となります。

■引用文献

1) Philpot N：乳房炎との戦いに打ち勝つために．デーリィ・ジャパン社．東京．2001．p27.
2) Roger B，Peter E：牛の乳房炎コントロール．緑書房．東京．2012．pp40-42.
3) 久枝啓一，輿石智子，渡部雅子ら．乳牛の高体細胞数乳汁の保存時間による生菌数の変化と自然免疫因子との関係．第19回日本乳房炎研究会誌．2015：9-14.
4) 宮崎珠子，角真次，河合一洋ら．牛乳房炎乳汁の保存温度および転倒混和による細菌数の変動と塗布器材の検証．家畜臨床．2009；32（3）：109-114.

（大慈祐介）

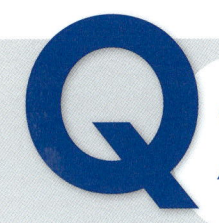

22 未経産牛乳房炎の発生要因とその対策

未経産牛乳房炎は夏季乳房炎とも呼ばれ，通常の乳房炎とは発生原因が異なり，アブやサシバエなどの刺咬性の昆虫の関与も示唆されているため，放牧病の1つともいわれています。しかし，冬季～春季に放牧をしていない初産牛で本病の発生を経験したこともあります。実際，本病の発生要因は何が大きくて，また，その防除はどのように行えばよいのでしょうか。

A₁ 基礎系研究者の視点から

・未経産牛では乳性状検査を日常的に行わないため，乳房炎が発症するまでの感染期間が長く，治療効果が得られにくいことが多い。
・欧米諸国では，未経産牛乳房炎に対する具体策が示されている。

乳腺組織は初妊時に最も発達が盛んであるが，未経産牛が乳房炎に罹患した場合，発達途中の乳腺組織が損傷するため，その後の乳生産量の減少は避けられません。そのため，未経産牛乳房炎は生産者が未経産牛に対して特に注意すべき疾病です。本病は，以前は夏季乳房炎（Summer Mastitis）と呼ばれ，夏季に多発する疾病として認知されていましたが，今では冬季を含め年間を通して発生することが知られています。未経産牛は経産牛とは異なり，乳性状検査を日常的に行いません。そのため，本病に罹患していても分娩時や泌乳初期に臨床型乳房炎を発症するまで気付かれないことが多く，その結果として，本病が長期間に及び治療効果が得られにくくなると考えられます。

発生要因

本病は病原細菌が乳頭口から乳房内へ侵入することにより発生します。その経路は，①乳頭皮膚に存在した常在細菌が乳頭口より侵入，②子牛あるいは育成牛が乳頭を吸い合うことによる口腔内常在菌の侵入，③乳房および乳頭への物理的刺激や外傷による細菌の侵入，④汚染された牛床や土壌からの細菌の侵入，⑤ハエなどの吸血（刺咬性）昆虫による細菌の伝播，などが考えられています。我が国では主に，*Trueperella pyogenes*（TP），黄色ブドウ球菌（*Staphylococcus aureus*：SA），コアグラーゼ陰性ブドウ球菌（CNS），*Streptococcus* spp. などが原因菌として報告されています。

表1 未経産牛の初産前，初産時および泌乳初期における乳房内感染の発生率

ステージと報告	調査国	群数（未経産牛数）	検体数	感染源（%）				
				感染なし	CNS	CPS	Env	Other
初産前：								
Myllys, 1995	フィンランド	−	236	61.0	28.8	4.7	4.6	0.8
Aarestrup and Jensen, 1997	デンマーク	20（180）	554	62.6	28.9	0.4	6.7	1.6
Fox et al., 1995	アメリカ	28（1,583）	4,950	64.0	21.8	2.8	7.7	3.5
Oliver et al., 1997	アメリカ	1（82）	314	34.4	55.1	3.2	5.7	8.3
Middleton et al., 2005	アメリカ	2（183）	663	53.4	37.3	3.9	3.9	1.5
初産時：								
Roberson et al., 1994a	アメリカ	18（828）	828	45.0	39.0	8.0	13.0	−
Myllys, 1995	フィンランド	（160）	236	71.5	18.5	4.6	3.9	1.5
Nickerson et al., 1995	アメリカ	5（600）	600	58.4	27.9	8.0	4.2	1.4
Fox et al., 1995	アメリカ	28（1,583）	4,950	64.0	21.8	2.8	7.7	3.5
Pankey et al., 1996	アメリカ	11（382）	458	68.3	21.8	0.9	12.9	−
Parker et al., 2007a	ニュージーランド	5（255）	252	87.7	5.2	1.6	5.6	−
泌乳初期：								
Myllys, 1995	フィンランド	−	527	71.5	18.6	4.5	3.8	1.5
Aarestrup and Jensen, 1997	デンマーク	2（180）	713	63.1	19.3	6.7	8.1	2.1
Oliver et al., 1997	アメリカ	1（42）	172	41.9	46.0	1.7	7.0	3.4
Piepers et al., 2010	ベルギー	20（191）	762	51.3	35.3	3.5	4.8	2.2

CNS：コアグラーゼ陰性ブドウ球菌，CPS：コアグラーゼ陽性ブドウ球菌，Env：環境性病原微生物

文献1より引用

海外での取り組み

　欧米諸国では未経産牛の29〜75％が初産前に本病に罹患しており，その発生が問題視されています[1]。その原因菌の多くはCNSによる感染で，TPやSAによる感染は少ないと考えられています（**表1**）。未経産牛乳房炎への取り組みの基本的考え方は，CNSやSAの乳房感染は初産分娩前から起こるため，未経産の時期から乳房感染の予防対策を徹底することにより，分娩後の乳房炎の発生や産乳性低下を阻止しようとするものです。欧米諸国の未経産牛乳房炎の具体策を以下に示します。

1. 乳房炎原因菌による感染リスクを減少させるため，飼養するすべての牛に対して，農場レベルにおける乳房衛生管理を改善する。

2. 子牛や育成牛同士において，乳頭の吸い合いが起こらない管理をする。

3. 有効かつ効果的な吸血昆虫制御システムを導入する。

4. 初妊未経産牛には衛生的な環境を提供し，経産牛とは分離する。

5. ビタミンEやセレンのモニタリング，また，亜鉛，銅ならびにビタミンAの検査を行い栄養状態を良好に保つ。

6. 分娩前後の飼養管理を適切に行い，負のエネルギーバランスの状況に陥らないようにする。

7. 分娩管理を適切に行い，乳房浮腫の発生を防ぐ。

8. 分娩時ストレスを最小化し，難産や産褥性疾患の発生を防ぐ。

9. 環境性乳房炎のリスクが高い場所では，分娩前に乳頭シーラント剤の使用を検討する。

10. 抗菌薬を分娩前に使用する場合は，以下の点について留意する：①獣医師と生産者の連携を密にし，その担当獣医師の監督下で使用する。②培養検査で菌の定量化ならびに菌種同定を

行った後に使用する。③感受性試験の結果に基づいて抗菌薬を選択する。④生乳集荷前に抗菌薬の残留試験を実施する。⑤抗菌薬を使用する場合は，直ちに飼養管理の見直しを行い，その対策によって状況が改善した場合は，抗菌薬の使用を中止する。

■引用文献

1) De Vliegher S, Fox LK, Piepers S, et al. Invited review: Mastitis in dairy heifers: nature of the disease, potential impact, prevention, and control. *J Dairy Sci*. 2012;95(3):1025-1040.

（菊　佳男）

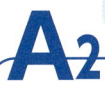

臨床系研究者の視点から

A₂

・分娩前の乳腺分泌物の評価により，未経産牛乳房炎はある程度摘発できる。
・未経産牛乳房炎の疑いがある牛に対しては，分娩前に抗菌薬を注入することで，分娩後の乳房炎発生率の低減が期待できる。

分娩前の乳腺分泌物の性状と分娩前の抗菌薬注入の効果

　　未経産牛乳房炎の臨床現場での調査や治験については国内での報告は少なく，未だ不明な点も多いのが現状です。海外では，未経産乳牛の分娩前後の乳房内感染についての調査が実施されており，分娩前に抗菌薬を乳頭内に注入することで分娩後の乳汁の保菌率を減少させたとの報告もあります[1~3]。未経産牛の分娩前の乳腺分泌物の評価は未だ不明な点も多いですが，小松らや北崎らによる乾乳牛の報告から，分娩前の乳汁性状の目視評価やCMT変法による評価の有効性が示されています[4,5]。これらの報告にならい，未経産乳牛の分娩後の高い乳房炎発生率が問題となっていた大規模農場で対策を実施したので，治験例として以下に紹介します。

臨床現場での調査

　　対象農場で導入後の15頭（58分房）の未経産乳牛を試験群とし，分娩前（5~67日）に乳腺分泌物の性状（水アメ様，初乳様，水様の3群に分類）や保菌率を調査し，同時にCMT変法（以下，PL検査）も実施しました。PL検査陽性の分房には治療として乳頭内に乳房注入剤（セファゾリン150 mg）を検査時に1回注入しました。導入後の未経産乳牛で乳腺分泌物検査を実施しなかった12頭（48分房）を対照群とし，両群の分娩から分娩後10日までの乳房炎発生分房率を調査しました。その結果，分娩前の乳腺分泌物では水様を呈した分房で高いPL検査陽性率を認め，保菌率も高い傾向にあり，分泌物からは

表1　分泌物の性状別 PL 検査結果と保菌率

	水アメ様	初乳様	水様	総分房
PL 陽性分房率	0% (0/21 分房)	69% (9/13 分房)	100% (24/24 分房)	57% (33/58 分房)
保菌率	10% (1/10 分房)	58% (7/12 分房)	68% (15/22 分房)	52% (23/44 分房)

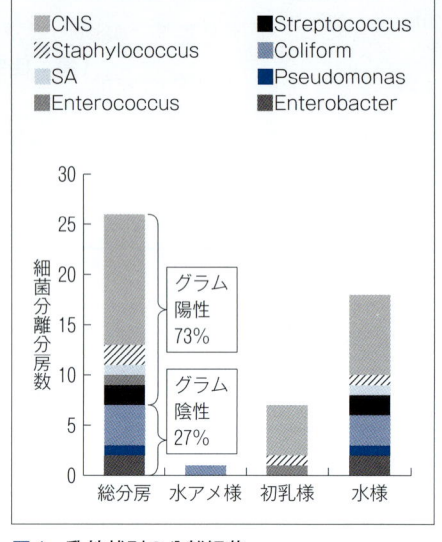

図1　乳性状別の分離細菌

図2　分娩後の乳房炎発生分房率

CNS などの環境由来細菌が多く分離されました（**表1**，**図1**）。分娩後 10 日までに PL 検査陽性を呈した分房を乳房炎発生分房とし，発生率を調査した結果，試験群では対照群に比べ有意に低く，分娩前治療の有効性が示唆されました（**図2**）。また，分娩前の SA 感染が疑われる分房が確認されたことから，未経産乳牛でも牛群内の SA 感染リスクになり得ることにも注意が必要でしょう。未経産牛の乳房炎についてはまだまだ不明な点も多いですが，過去の報告から分娩前で乳房内感染が起きていることが示唆されるため，予防の重要性に加え，分娩前治療の有効性も検討されています。

■引用文献

1) Oliver SP, Lewis MJ, Gillespie BE, et al. Influence of prepartum antibiotic therapy on intramammary infections in primigravid heifers during early lactation. *J Dairy Sci*. 1992;75(2):406-414.
2) Borm AA, Fox LK, Leslie KE, et al. Effects of prepartum intramammary antibiotic therapy on udder health, milk production, and reproductive performance in dairy heifers. *J Dairy Sci*. 2006;89(6):2090-2098.
3) Oliver SP, Lewis MJ, Gillespie BE, et al. Antibiotic residues and prevalence of mastitis pathogen isolation in heifers during early lactation following prepartum antibiotic therapy. *Zentralbl Veterinarmed B*. 1997;44(4):213-220.
4) 小松智，澁谷亮平，今野幹雄ら. 牛の慢性乳房炎に対する乾乳期分娩前治療の応用. 家畜診療. 2007；54（4）：201-208.
5) 北崎宏平，村上弘子，田口博子ら. 分娩前乳汁の目視検査による乳房炎診断法とその精度. 日本獣医師会雑誌. 2012；65（12）：938-939.

（平間拓栄）

Q 23 乳房炎と繁殖機能の関係

　乳房炎の牛が流産してしまうことがあるのですが，乳房炎と繁殖機能には何らかの関係があるのでしょうか？　乳房炎と妊娠維持やその他の繁殖機能との関係を教えてください。

A1 　基礎系研究者の視点から

- 乳房炎による炎症で誘起された $PGF_{2\alpha}$ は，子宮収縮を促し，黄体を退行させる働きがあるため，妊娠の維持を阻害する可能性がある。
- 炎症により誘起された $TNF-\alpha$ は，分娩後の繁殖機能にも影響する。

乳房炎による炎症が妊娠牛に及ぼす影響

　乳房炎になると，乳腺に多くの白血球が動員され，体細胞数が増加します。これらの白血球のうち，マクロファージは細菌を貪食する能力を持つとともに，腫瘍壊死因子（TNF）-α のような炎症性サイトカインを合成・分泌します。この TNF-α は血液中を通って子宮に働き，プロスタグランジン（PG）$F_{2\alpha}$ の分泌を誘起します[1]。妊娠中に乳房炎になると，$PGF_{2\alpha}$ は子宮の収縮を促し，正常よりも早期に分娩が起きてしまうこともあると考えられます。また，$PGF_{2\alpha}$ は黄体を退行させる働きもあるため，妊娠黄体が退行してしまうと，プロジェステロン（P_4）の分泌が減少し，妊娠の維持を阻害する可能性も考えられます（図1）。

　このように，乳房炎になると妊娠維持に多大な悪影響を及ぼすことが予想されます。これらの関係を明らかにするために，乳牛の分娩前3～2カ月の1カ月間に乳汁検体を，分娩前1カ月間に血漿検体を採取し，乳汁中体細胞数と血漿中 $PGF_{2\alpha}$ 代謝物（PGFM：$PGF_{2\alpha}$ は血中に入ると直ちに代謝される）の濃度との相関関係を調べてみました。その結果，両者間には有意な正の相関が認められ[2]（図2），乳房炎になると血漿中の $PGF_{2\alpha}$ 濃度が上昇することが確認できました。

　また，$PGF_{2\alpha}$ のもう1つの作用として黄体の退行が知られているので，分娩前の血漿中 P_4 濃度を測定したところ，体細胞数と P_4 濃度との間には負の相関が認められました[2]（図2）。したがって，体細胞数が高いと黄体機能が抑制されると考えられます。

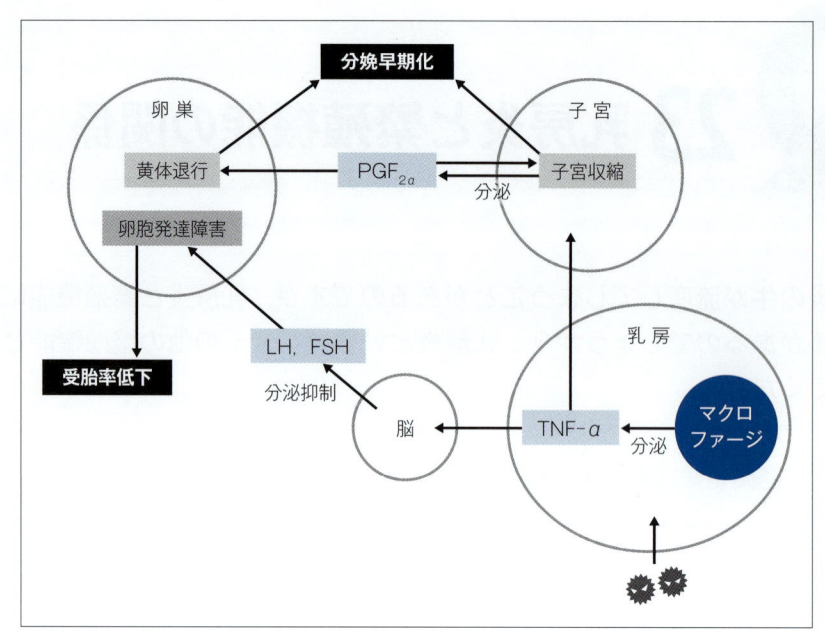

図1　乳房炎が繁殖機能に影響を及ぼす仕組み

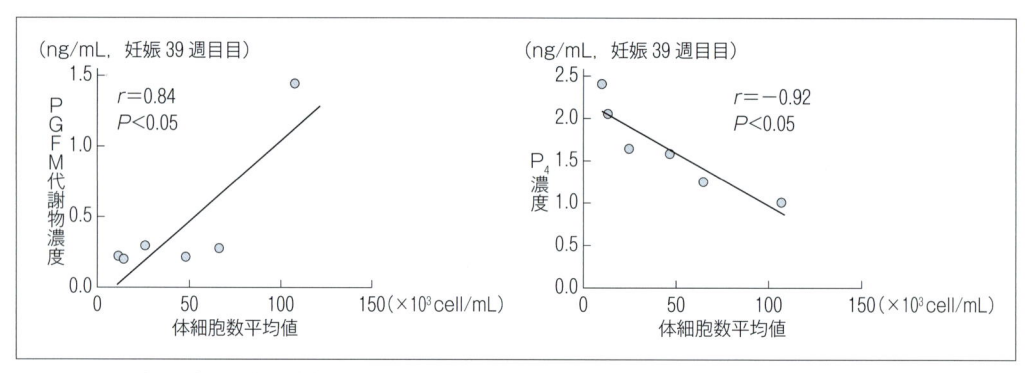

図2　PGFMおよびP₄と体細胞数との相関関係

　以上のことから，体細胞数が増加すると子宮からの$PGF_{2\alpha}$の分泌が促され，それにより子宮の収縮および黄体機能低下が引き起こされたものと考えられました。これらのことが実際に分娩を早める作用があるかを調べてみると，体細胞数と妊娠期間の間には負の相関が認められました。したがって，乳房炎になると早期に分娩が誘起され，妊娠期間が短縮されると推察されます。

乳房炎が分娩後の繁殖機能に及ぼす影響

　一方，乳房炎が分娩後の繁殖機能に及ぼす影響についてはかなり研究が進んでいます。乳房炎により初回排卵，分娩から初回種付けまでの日数，空胎期間などが遅くなることが報告されています。またこれらの影響は潜在性よりも臨床型の乳房炎において強いことが

明らかにされています。このような繁殖機能への悪影響は，TNF-α が視床下部－下垂体の内分泌機能を阻害し，性腺刺激ホルモン（LH，FSH）の分泌が低下し[3]，それによって卵巣の機能が阻害されることによると考えられています（図1）。

　以上のように，乳房炎は分娩前後の繁殖機能に悪影響を及ぼすと考えられます。

■引用文献

1) Skarzynski DJ, Miyamoto Y, Okuda K. Production of prostaglandin f (2alpha) by cultured bovine endometrial cells in response to tumor necrosis factor alpha: cell type specificity and intracellular mechanisms. *Biol Reprod*. 2000;62(5):1116-1120.
2) Isobe N, Iwamoto C, Kubota H, et al. Relationship between the somatic cell count in milk and reproductive function in peripartum dairy cows. *J Reprod Dev*. 2014;60(6):433-437.
3) Sheldon IM, Williams EJ, Miller AN, et al. Uterine diseases in cattle after parturition. Vet J. 2008;176(1):115-121.

（磯部直樹）

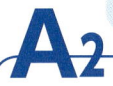

臨床系研究者の視点から

> ・乳房炎を発症した牛において，分娩後の発情回帰の遅れや低受胎，また妊娠中の牛において流産がみられることがしばしばある。
> ・乳房炎は乳量の減少や乳質の低下などの直接的な影響だけでなく，繁殖生理に間接的に影響することにより，酪農経営に悪影響を及ぼす。

　繁殖検診を行っている農場で，乳房炎を発症した牛が，何の問題もなかった牛と比較して分娩後の発情回帰が遅くなったり，なかなか受胎しなかったりすることがあります。また，せっかく受胎しても乳房炎を発症した牛で流産を起こすことがしばしば観察されます。乳房炎により妊娠が阻害され，流産になった場合，再度の人工授精・受精卵移植および繁殖障害の治療を実施する必要があるため，その労力および費用は多大であり，空胎期間延長による産乳量の低下など経済的な被害も加わることから大きな問題となっています。これらの問題に対応するには，乳房炎と繁殖成績および繁殖障害との関係を詳細に知る必要があると考え，愛媛県内にて繁殖検診を実施している農場を対象に，実際に乳房炎の発症と妊娠期間，空胎日数および黄体遺残との関係について調査・検討を行いました。

臨床現場における調査

　まず，分娩後の乳汁中体細胞数を調べ，周産期繁殖機能との関係を調べました（**表1**）。分娩後に高体細胞数を示した牛は，分娩前に乳房炎を発症していたものと考えられます。結果，高体細胞数の牛（$661.5 \pm 561.1 \times 10^3$ 個 /mL）は，健康な牛（$61.2 \pm 65.8 \times 10^3$/mL）に比べて妊娠期間が有意に（$P = 0.003$）短かいことが分かりました。この結果は，前述されたように，乳房炎の発症に起因する炎症性サイトカインにより血漿中の $PGF_{2\alpha}$

表1 乳房炎が繁殖機能に及ぼす影響

	乳房炎		P
	陽性 (n=38)	陰性 (n=27)	
妊娠期間 (日)	280±1.1	285±0.8	0.003
空胎期間 (日)	229±27	140±17	0.01

表2 乳房炎が黄体遺残に及ぼす影響

黄体遺残	乳房炎		P
	陽性 (n=37)	陰性 (n=21)	
あり (%)	20 (54.1)	2 (9.5)	0.003
なし (%)	17 (45.9)	19 (90.5)	

が分泌され，これが黄体退行や子宮の平滑筋を収縮させる[1]ことが原因になってくると考えられます。また，分娩後の繁殖機能として空胎期間を調べて体細胞数との関係を解析したところ，高体細胞数の牛の方が健康な牛と比べて有意に（$P = 0.01$）空胎期間が長いという結果が得られました（表1）。これは，乳房炎による炎症性サイトカインが影響して性ホルモンバランスが障害され，排卵や黄体形成など正常な性周期を保つことができず阻害されたため[2]，受胎困難となったものと考えられます。

さらに，繁殖障害の1つである黄体遺残について詳しく調べたところ，高体細胞数の牛は健康な牛に比べて黄体遺残の割合が有意（$P = 0.003$）に高いという結果が得られました（表2）。黄体の退行には$PGF_{2\alpha}$が関与しているといわれていますが，乳房炎罹患牛では炎症性サイトカインを介して$PGF_{2\alpha}$が分泌されているはずなので，黄体遺残という症状が起きることと一見矛盾しているように見えます。しかし，炎症性サイトカインが脳ホルモンの分泌を阻害するのであれば，乳房炎を発症している高体細胞数の牛はその炎症性サイトカインによって正常な性周期に何らかの障害を受け，黄体遺残の割合が高くなった可能性を示唆することができます。

以上より，乳房炎を発症した牛では妊娠期間が短縮され，空胎日数が長くなり，黄体遺残が多くみられる傾向があることが分かりました。これらの結果から，牛が乳房炎を発症すると乳量の減少や乳質の低下を起こすだけではなく，それに加えて繁殖成績にも悪い影響を与えることが明らかとなりました。酪農経営の改善は，繁殖との関連も考えたうえで乳房炎の発症を防除することが非常に重要であり，かつ近道であると考えられます。

■引用文献

1) Skarzynski DJ, Miyamoto Y, Okuda K. Production of prostaglandin f (2alpha) by cultured bovine endometrial cells in response to tumor necrosis factor alpha: cell type specificity and intracellular mechanisms. *Biol Reprod*. 2000;62(5):1116-1120.
2) Sheldon IM, Williams EJ, Miller AN, et al. Uterine diseases in cattle after parturition. Vet J. 2008;176(1):115-121.

（久枝啓一）

Q24 乳房炎ワクチンの今後

最近，日本でも乳房炎ワクチンを利用できるようになりました。この乳房炎ワクチンはどのように乳房炎発症に対して作用するのでしょうか？　また今後，日本での乳房炎ワクチンの展望について教えてください。

A₁ 基礎系研究者の視点から

- ワクチンは不活化ワクチンと生ワクチンの2種があり，免疫系の違いでも，2種に分けることができる。
- スペインで開発された乳房炎ワクチンの1剤が，2016年にようやく日本で承認され，販売された。
- 100％感染を予防できるワクチンはないが，該当の牛（あるいは牛群）に適したワクチンが選択されているかどうかが重要である。

乳房炎ワクチンについて

　本稿では，Q＆Aで取り上げてほしいという要望が多かった乳房炎ワクチンを取り上げました。このような要望が多かった理由としては，最近，日本でも乳房炎ワクチンを利用できるようになったからだと思います。

　基礎の部ではワクチンの種類やワクチンの作用機序の基礎的な解説および日本における乳房炎ワクチンの展望を，臨床の部では近年日本でも利用できるようになった乳房炎用のワクチンの使用実例を紹介します。獣医師が担当する農場の乳房炎予防の一対策として，ワクチンの利用を検討する際の参考になればと思います。

ワクチンの種類

　疾病予防のワクチンには，大きく分けて不活化ワクチンと生ワクチンの2種があります。不活化ワクチンは，感染微生物の構成成分やその一部あるいはそれらが産生する毒素（トキシン）の毒性をなくしたトキソイドをワクチン抗原とし，それらを持つ病原体を中和する抗体を産生する免疫，すなわち液性免疫を誘導できるのが特徴です。不活化ワクチンを接種した場合では，実際にその抗原を持った細菌が感染した時，すでにそれに対す

表1　全身免疫系と粘膜免疫系

	全身免疫	粘膜免疫
抗原が認識される経路	全身性リンパ節	粘膜関連リンパ組織
	↓	↓
誘導される特異的抗体	主に血液中の血清 IgG	主に粘膜面の分泌型 IgA ＋ 血液中の血清 IgG

る中和抗体が宿主に準備できていることから微生物あるいは毒素を中和して感染を阻止することができます。一方，生ワクチンの接種は，その病気の原因となる病原体の病原性を弱めた弱毒化病原体をワクチン抗原とするもので，対象とする感染症に"弱くかかった状態"と同じような免疫，すなわち液性免疫と同時に細胞性免疫を宿主（＝牛）に誘導できるのが特徴です。特に細胞内で増えるウイルスの感染では，ウイルスを中和する抗体が細胞内に入り込むことができないことから，感染した細胞自体を除去する免疫細胞の活性化や，抗ウイルス作用を持つインターフェロンなどを感染後すぐに産生できる細胞性免疫を誘導するワクチンが有効となります。

ワクチンの投与経路による誘導される免疫効果の違い

最近では，接種や投与する経路によって誘導される免疫系（免疫応答）の違いから，ワクチンを2種に分けています（**表1**）。その1つが，皮下や筋肉内の経路で接種することで全身免疫系の反応が誘導され，主に血中に抗原特異的な IgG 抗体が産生される注射型ワクチンです。もう1つは粘膜を経由する経路で投与することで粘膜免疫系の反応が誘導され，主に粘膜面に抗原特異的な IgA 抗体が産生される粘膜型ワクチンです。粘膜型ワクチンは，同時に血中にも抗原特異的な IgG 抗体を誘導できるという特徴もあります。感染症によりどちらの投与経路のワクチンが有効かは，病原体が感染する場所や生息する組織内での部位などによって異なりますが，全身で発症する感染症では注射型ワクチン，粘膜面が感染局所となる感染症では粘膜型ワクチンが有効といわれています。

乳房炎用のワクチンについて

これまでに世界で開発された乳房炎ワクチンの多くは，乳房炎の主な原因菌となっているブドウ球菌や大腸菌などの細菌（死菌抗原）や菌体構成成分の一部をワクチン抗原として開発された注射型の不活化ワクチンです（**表2**）。世界の一部の酪農地域では，乳房炎の予防対策の1つとして感染状況に応じてワクチンを選択し，すべての牛を対象に投与しているところもあります。日本では，国内で開発された乳房炎ワクチンは未だにありませんが，スペインで開発された乳房炎ワクチンの1剤「スタートバック®」が2016年に承認され，共立製薬㈱からすでに販売されています。乳房炎用のワクチンがようやく利用で

表2　世界で市販されている乳房炎ワクチン

標的乳房炎原因菌（商品名）	誘導免疫	国内販売
大腸菌＋黄色ブドウ球菌など		
STARTVAC® (HIPRA, Spain)	注射型	あり
大腸菌用		
ENDVAC Dairy® (Immvac, USA)	注射型	なし
J-Vac® (Merial, USA)	注射型	なし
J-5 Bacterin® (Zoetis, USA)	注射型	なし
黄色ブドウ球菌用		
Lysigin® (別称：Somat-Staph®) （Boehringer Ingelheim Vetmedica, USA)	注射型	なし

きる時代が日本にも来ました。このワクチンについては，使用実施例を臨床系研究者に紹介してもらいます。

　一方で牛の乳房炎は乳腺の粘膜面（乳腺上皮細胞）に原因となる細菌が感染することにより発症することから，その発症機序をかんがみた粘膜型のワクチン開発への期待も高まってきています。

乳房炎用のワクチン，今後は？

　100％感染を予防できるワクチンはあり得ません。これはヒトのワクチンを含め，すべてのワクチンに共通して言えることです。ワクチンを使ううえで1番重要なポイントは，該当の牛（あるいは牛群）に適したワクチンが選択されているかどうかです。選択の条件として，牛群で乳房炎の問題になっている微生物がワクチンの効能の対象であるかと，ワクチンの効果を，乳房炎を予防したい時期に合わせて使用ができるかが重要です。さらに言うと，効果をあらかじめ予想して使うことができるかです。農場にとってワクチンに投資する1番のポイントはそこになります。ですので，本当の意味での乳房炎をワクチンで予防する時代とは「牛あるいは牛群に適したワクチンを選べている時代」になってこそかもしれません。日本においては，現時点で使用できる乳房炎ワクチンはまだ1剤しかありませんが，今後ほかの乳房炎ワクチンも現場で使えるようになり，状況に応じて獣医師がワクチンを選択できる時代になることが望まれます。

（林　智人）

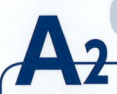

臨床系研究者の視点から

A₂

・「スタートバック®」は大腸菌群，SA，CNS を原因菌とする乳房炎を有効対象にするものあり，この菌種をカバーできるワクチンは本剤のみである。

・ワクチン接種は乳房炎発症を完全に抑えるものではないが，臨床試験において安全性および SA，大腸菌群および CNS による臨床型乳房炎の症状の軽減効果があることが確認されている。

乳房炎とその影響

　乳房炎は，乳頭口から乳房内へ侵入した細菌などの微生物が定着，増殖することにより引き起こされる牛の乳管系や乳腺組織の炎症であり，気候，牛舎施設などの環境要因や牛の栄養状態，ストレス，代謝病の有無や搾乳手技など様々な要因が絡み合って発生します。乳房炎を発症すると，乳量・乳質低下のための販売利益の損失だけでなく，治療費や淘汰・更新費用，さらには治療中の飼料費・乳の廃棄費なども含めると，日本全体での経済損失は 800 億円に上るとされ，酪農業の経済損失の最も重大な原因の 1 つとなっています。

日本初の乳房炎用ワクチン「スタートバック®」

　農場の方々が日々対峙している「乳房炎の被害」に対し，共立製薬㈱は「損失乳量軽減への新戦略」として，日本国内で初めて乳房炎用ワクチン「スタートバック®」を販売することにしました。本ワクチンは，スペインの動物薬企業・HIPRA 社が開発・製造しているワクチンであり，大腸菌群，黄色ブドウ球菌（*Staphylococcus aureus*：SA），コアグラーゼ陰性ブドウ球菌（CNS）を原因菌とする乳房炎を有効対象にするものであり，現在ではこの菌種をカバーできるワクチンは世界でも本剤のみとなっています。

　本ワクチンは，EU を中心とした世界 53 カ国で 6 社から販売され，大きな評価を得ています。日本国内においては 2016 年 3 月に製造販売承認を取得して，同年 9 月より販売を開始しました。

「スタートバック®」の効能または効果

　本ワクチンは，黄色ブドウ球菌 SP140 株不活化菌体と大腸菌 J5 株不活化菌体を抗原として用いています。日本国内で承認された効能または効果は，SA，大腸菌群および CNS による臨床型乳房炎の症状の軽減になっています。

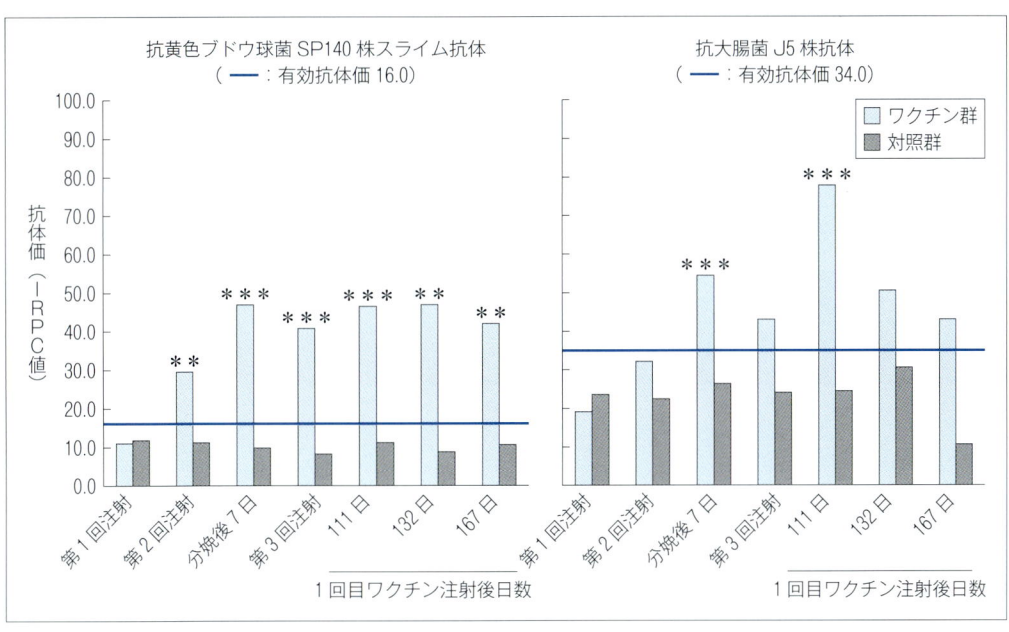

図1 抗黄色ブドウ球菌SP140株スライム抗体価および抗大腸菌J5株抗体価の推移

＊＊有意差あり（*P* < 0.005），＊＊＊有意差あり（*P* < 0.001）

「スタートバック®」の臨床試験

　妊娠牛354頭（ワクチン群：182頭，対照群：172頭）を用い，ワクチン群には，用法および用量に従って，分娩予定日の45日前（±4日），10日前（±4日）および分娩予定日の52日後（±4日）の計3回，1用量ずつを頸部筋肉内に左右交互に注射し，「スタートバック®」の安全性および有効性を評価する臨床試験を実施しました。

　ワクチン接種後の臨床症状および体温について，ワクチン群に異常は認められず，また，周産期疾病，死流産および乳房炎の悪化などの有害事象の発現も対照群との間に有意な差は認められなかったことから，「スタートバック®」の妊娠牛に対する安全性が確認されています。

　各抗原に対する抗体価を評価したところ，抗黄色ブドウ球菌SP140株スライム抗体価については，第1回注射後35日である第2回注射時に，また，抗大腸菌J5株抗体価は，第2回注射後17日である分娩後7日には有効抗体価以上の抗体価を示し，いずれも第1回注射後167日まで有効抗体価以上の抗体価を維持することを確認しています（**図1**）。

　SA，大腸菌群およびCNSによる臨床型または潜在性乳房炎の発生数（率）を比較したところ，群間に有意な差は認められず，臨床型乳房炎発症牛における罹患分房数（率）を比較すると，ワクチン群では23分房（44.2%），対照群では30分房（68.2%）と，ワクチン群において罹患分房数（率）が有意に低値となっています（**表1**）。

　また，臨床型乳房炎発症牛の臨床症状のスコア化による評価では，ワクチン群は対照群

表1　黄色ブドウ球菌，大腸菌群および CNS による臨床型乳房炎発症牛における罹患分房数（率）

	ワクチン群（13頭／52分房）	対照群（11頭／44分房）
罹患分房数（率）	23（44.2%）	30（68.2%）*
中央値（分房数）	1	3

＊群間で有意差あり（$P<0.05$）

表2　黄色ブドウ球菌，大腸菌群および CNS による臨床型乳房炎発症牛における治癒率および死廃率

	ワクチン群（n=13）	対照群（n=11）
自然治癒頭数	3（23.1%）	0（0.0%）
最終治癒頭数（自然治癒頭数含む）	12[1]（92.3%）	8（72.7%）
死亡・廃用頭数	0（0.0%）	3（27.3%）

1）1頭は試験期間中には完治せず

と比較して有意に低スコアであり，より健康に近い状態であることが明らかになっています。さらに，乳汁異常のスコア化による評価についても，ワクチン群では有意に低スコアであり，より健康に近い乳汁であることが確認されています。加えて，臨床型乳房炎発症牛での治癒率は，ワクチン群では 92.3%，対照群では 72.7% となり，ワクチン群で治癒率が高い傾向が認められました。さらに死廃率においても対照群では 3 頭の牛が臨床型乳房炎の重篤な症状により死亡または廃用となったのに対して，ワクチン群での死廃率は 0% でした（表2）。

「スタートバック®」への期待

　乳房炎は病原菌の感染だけでなく，飼育環境衛生や牛自体の要因などが複雑に絡み合って発生するため，ワクチン接種により乳房炎の発症が完全に抑えられるわけではありません。しかし，臨床試験により本ワクチンの安全性および SA，大腸菌群および CNS による臨床型乳房炎の症状の軽減効果が確認されており，乳房炎による経済損失の低減に寄与することが期待されます。

（栗木　建）

Q25 乳房に感染した菌はどこに宿っているのか

　乳房炎は乳房炎原因菌が乳房に侵入することによって発症しますが，実際その菌は乳房のなかでどのように生息しているのでしょうか。また，菌によっては乳房の奥のほうに定着して抗菌薬が効きにくいと言いますが，乳房から入れた薬が効きやすい場所，効きにくい場所はあるのでしょうか？

A1 基礎系研究者の視点から

- ・ブドウ球菌は牛の常在菌で，子宮，腟，鼻腔および皮膚など牛の生体に広く分布している。
- ・乳房内の奥深くの乳腺組織に菌が定着すると，抗菌薬が浸透しにくく難治性となる。
- ・広大な体積の乳房内で非常に小さな菌体を検出することは困難なため，基礎的な研究が治療および防除法の開発のために必要である。

SA について

　牛の乳房炎の多くは黄色ブドウ球菌（*Staphylococcus aureus*：SA），レンサ球菌，大腸菌群などの乳房炎原因菌が乳頭口から乳腺組織に侵入し，乳腺組織に定着することによって発症するといわれています。ここでは，難治性乳房炎として知られる SA 乳房炎での菌が生息している場所について説明します。

乳腺組織のなかでの菌の生存場所

　実際に乳房内に人為的に SA を実験感染させた牛の乳腺組織の画像を示します（図１）。SA は，乳腺，乳槽および乳頭のあらゆる部位で菌叢（コロニー）を形成していました。Frost や Hensen らの研究においても，SA 乳房炎では，菌は乳腺胞に加えて，乳頭および乳管の部分で定着していたことを報告しています[1,2]。実際に SA を含むブドウ球菌は牛において常在菌といわれ，子宮，腟，鼻腔および皮膚など牛の生体に広く分布し，乳房炎のほかにも子宮内膜炎や膀胱炎などの炎症を起こす菌としても知られています。SA は乾燥に強く，水分や栄養の少ない環境でも長時間生存できるため，様々な部位で生存することができるのかもしれません。加えて SA は乳房深部の乳腺胞中にもコロニーを形成し

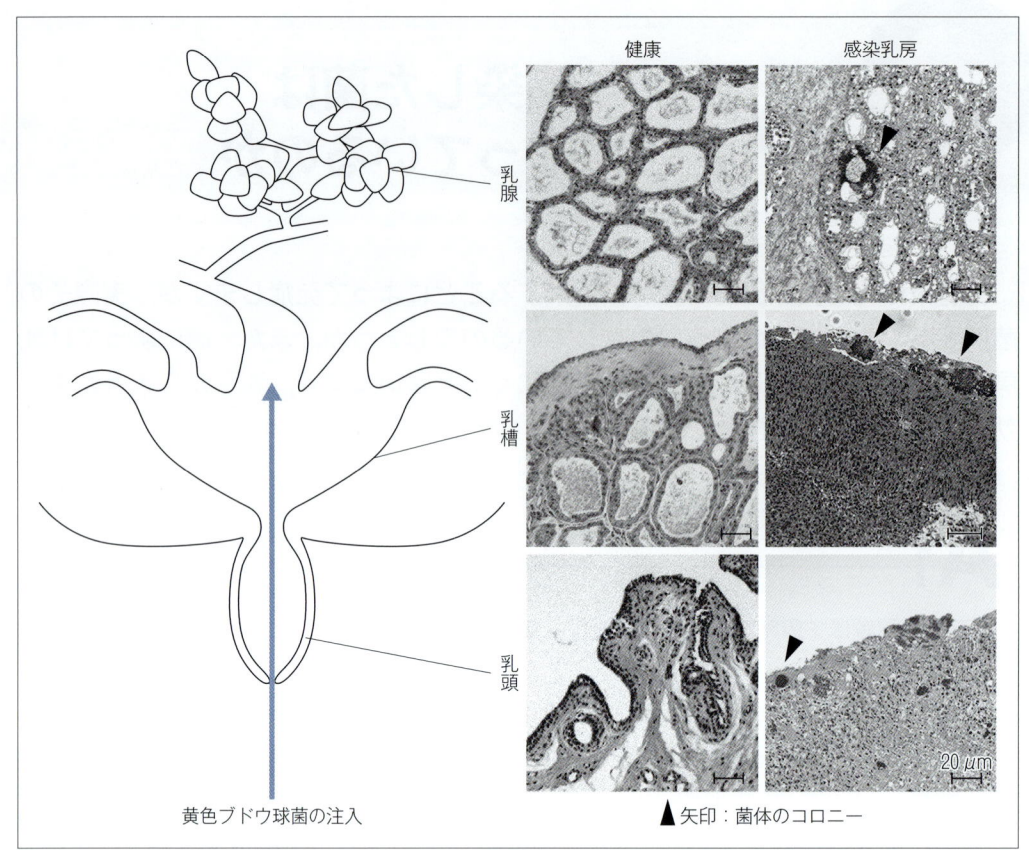

健康　　　感染乳房

乳腺

乳槽

乳頭

黄色ブドウ球菌の注入

20 μm

▲矢印：菌体のコロニー

カラー写真：11 ページ

図1　実験感染させた乳房内の SA の局在

　ていました。SA が乳房内の奥深くの乳腺組織に定着した場合は，抗菌薬が菌の生存部位にまで浸透せず，結果として慢性的な症状が長く続きやすくなるといわれています。さらに SA は乳腺胞内に定着してコロニーを形成すると，周辺組織に肉芽腫および微小膿瘍などの病変をもたらすことがあります[3]。こうした病変が抗菌薬あるいは好中球やマクロファージなどの免疫担当細胞が細菌に到達するのを妨げ，菌を生存しやすくしている可能性があります。さらに，菌体が定着している箇所は，乳腺上皮細胞が崩壊している部位で多く観察されました。上皮細胞は個々の細胞同士が強固につながっており，様々な物質（病原菌を含む）が乳腺組織内に侵入することを防ぐバリア機能を持っています。乳房炎原因菌は，そうしたバリア機能が消失し，生体内における菌体の排除がうまく機能しなくなった部位に定着し，生存しているものと考えられます。

菌の生存場所の報告は多くない

　ここでは SA 乳房炎を例に説明しましたが，広大な体積の乳房内で非常に小さな菌体を検出することは手法としても困難であるため，乳房炎になった牛の乳腺組織のなかで菌が

どこに生存しているのか？　という報告は実はあまり多くありません（多くの方が知りたいと思っているのはこの情報なのですが）。乳房内に入れた薬が効きやすい場所，効きにくい場所といった臨床に関するお話は臨床系研究者にお願いしますが，今後はそれぞれの乳房炎原因菌が実際にどこに生存し，どこに定着しやすいのか？　といった基礎的な研究が難治性乳房炎を打開する治療および防除法の開発のために必要であると考えています。

■引用文献

1) Frost AJ. Selective adhesion of microorganisms to the ductular epithelium of the bovine mammary gland. *Infect Immun*. 1975;12(5):1154-1156.
2) Hensen SM, Pavicić MJ, Lohuis JA. Location of *Staphylococcus aureus* within the experimentally infected bovine udder and the expression of capsular polysaccharide type 5 in situ. *J Dairy Sci*. 2000;83(9):1966-1975.
3) Trinidad P, Nickerson SC, Adkinson RW. Histopathology of staphylococcal mastitis in unbred dairy heifers. *J Dairy Sci*. 1990;73(3):639-647.

（長澤裕哉）

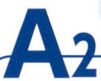

臨床系研究者の視点から

- ・乳房内注入用の抗菌薬が作用するためには，感染部位に薬剤が到達する必要があり，薬剤が届きにくい場所はいわば効きにくい場所でもある。
- ・乳房深部であるほど薬剤が届きにくく，届く時間も遅い。
- ・乳房炎に罹患している乳房内では，炎症産物によって薬剤の浸透が妨げられ拡散が阻害される。
- ・菌種ごとで異なる感染部位を考慮して乳房注入剤を選択することが乳房炎治療に際して有用だろう。

薬が効きやすい場所，効きにくい場所

　乳房内注入用の抗菌薬が作用するためには，当然のことながら感染部位に薬剤が到達する必要がありますが，乳房内に薬剤が届きにくい場所は，薬が効きにくい場所でもあるといえます。ここでは，いくつかの報告を挙げながら乳房注入剤が届きにくい（効きにくい）場所について解説しようと思います。

　まず，一般的に乳房深部であるほど薬剤が届きにくいという認識があると思いますが，本当にそれを実証している報告はあるのでしょうか？　Ehinger らは健常牛から取り出した離断灌流乳房を用いた実験系において，ベンジルペニシリンを乳房内に注入した3時間後の乳腺実質中でその濃度が乳頭基部からの距離が離れるにつれて減少することを報告し

表1　乳房炎起因菌ごとの治療標的部位

乳房炎起因菌	標的部位	
	乳汁および乳管	乳腺実質
Streptococcus agalactiae	+++	−
Streptococcal spp.	+++	+
Staphylococcus aureus	+	+++
Staphylococcal spp.	+++	−
Coliforms	+	−

文献3より引用，一部抜粋

ています[1]。この実験は生きた牛での調査ではありませんが，乳房深部であるほど薬剤が届きにくい，あるいは届くのが遅いことを生体に近い条件の実験から明らかにした結果であると言えます。また，Ullberg らは放射性同位元素で標識したペニシリンを生きたヤギの乳房内に注入することで乳房炎罹患乳房における薬剤分布が可視化できる実験を行い，急性乳房炎において比較的大きな乳管および一部の乳腺小葉にしか薬剤が到達していないことを明らかにしました。この時，乳房内では炎症産物（脱落した上皮細胞，壊死組織，血餅など）によって薬剤の浸透が妨げられていることが分かりました[2]。この実験ではヤギであり牛とは動物種が異なり，また症例数は少ない実験ではあるものの炎症産物の存在により乳腺実質への薬剤の拡散が阻害されることを直接示した結果であると言えます。乳房注入剤の乳房内分布に関する報告は多くはないですが，これらの報告から乳房深部の乳腺実質は，乳房注入剤が届きにくい場所であると言えると考えられます。

乳房炎起因菌と感染部位の関係について

　では，乳房炎起因菌の種類によって感染部位に違いはあるのでしょうか？　Erskine らは，乳房炎起因菌ごとで治療標的部位が異なることを提示しています（表1）[3]。表のなかで「乳腺実質」を標的の部位としている細菌は，乳房深部に感染部位を持ち，細胞内への侵入性を持つことを表しています。つまり，乳房注入剤が効きにくい場所に感染する細菌であることを示してます。逆に「乳汁および乳管」のみが標的部位となっている細菌は，感染部位が比較的浅く細胞内への侵入性を持たないことを示しており，これは乳房注入剤が効きやすい場所に感染する細菌であるからと考えられます。

　一部の乳房炎起因菌は，乳腺上皮細胞内で生存する能力を持ち，抗菌薬がこれらの細菌に作用するためには乳腺腺房腔内まで拡散しさらに細胞内に移行する必要があります。すべての抗菌薬が細胞内への高い浸透性を持つわけではないため，細胞のなかは薬剤が効きにくい場所と言えます。黄色ブドウ球菌（*Staphylococcus aureus*：SA）や *Streptococcus uberis* は乳腺上皮細胞内に侵入しても，そのなかで生存することが知られています[4,5]。さらに，基礎系研究者の解説にもあるように，SA は乳房深部にもコロニーを形成するようです。近年，拡散性が高い基剤を用いた乳房注入剤や高い細胞内浸透性を持つ抗菌薬の

乳房注入剤が製品化されています。乳房炎治療をする際は，感受性試験の結果だけでなく，菌種ごとの感染部位を考慮して乳房注入剤を選択することが必要だと思います。

網羅的な組織学的解析が必要

　最後に，乳房炎起因菌の感染部位に関する研究は *in vitro* または実験感染牛を用いたものが多く，臨床症例からの報告は少ないと言えます。乳房炎起因菌の生存・定着部位についての研究は基礎研究として重要であり，特に難治性乳房炎における臨床症例を用いてその乳房全体が網羅できるような組織学的解析が必要であると考えています。

■引用文献
1) Ehinger AM, Kietzmann M. Tissue distribution of benzylpenicillin after intramammary administration in the isolated perfused bovine udder. *J Vet Pharmacol Ther*. 2000;23(5):303-310.
2) ULLBERG S, HANSSON E, FUNKE H. Distribution of penicillin in mastitic udders following intramammary injection; an auto-radiographic study. *Am J Vet Res*. 1958;19(70):84-92.
3) Erskine RJ, Wagner S, DeGraves FJ. Mastitis therapy and pharmacology. *Vet Clin North Am Food Anim Pract*. 2003;19(1):109-138.
4) Hébert A, Sayasith K, Sénéchal S, et al. Demonstration of intracellular *Staphylococcus aureus* in bovine mastitis alveolar cells and macrophages isolated from naturally infected cow milk. *FEMS Microbiol Lett*. 2000;193(1):57-62.
5) Tamilselvam B, Almeida RA, Dunlap JR, et al. *Streptococcus uberis* internalizes and persists in bovine mammary epithelial cells. *Microb Pathog*. 2006;40(6):279-285.

（小千田圭吾）

第3章

もっと知りたい乳房炎

乳房炎のワクチンが日本でも使えるようになりました。ワクチンの効果の説明に，菌がつくるバイオフィルムの形成を阻止するとありましたが，そもそもバイオフィルムって何ですか？　また，それができなくなれば乳房炎は予防できるのでしょうか？

A1　基礎系研究者の視点から

- バイオフィルムとはいわゆる"ぬめり"のことで，様々な物体の表面に付着する微生物の集合（群）体あるいはそれがフィルム状になった様子です。
- グラム陰性菌である大腸菌のバイオフィルムはドーム状・マッシュルーム状に成熟し，グラム陽性菌である SA は成熟バイオフィルムから飛び出し，その生活範囲を広げる。
- 歯周病など，牛のみならず犬や猫などの伴侶動物でもバイオフィルムが関係する感染症は多いのかもしれない（これをバイオフィルム感染症と呼ぶこともある）。

バイオフィルムとは？

　バイオフィルムを皆さんの周りにあることで想像するには，お風呂や台所の流し，川や海の石などでみられる「ぬめり」を考えてもらえればよいかと思います。つまり，「様々な物体の表面に付着する微生物の集合（群）体」といえます。「フィルム」という響きから，単なる膜状の構造物を想像してしまいますが，バイオフィルムは微生物そのものであり，そのなかには細菌，原生動物や藻類も生息しています。そのため，寒天培地上の細菌コロニーもバイオフィルムの一形態と考えられています。テレビなどでよく数個の細菌が浮遊して動いている顕微鏡像が紹介されますが，自然環境中の細菌は常に温度変化や栄養欠乏に悩まされており，生き延びるためにバイオフィルムという共同生活体系をつくっていると考えられます。バイオフィルムとは，細菌が生活を営むうえで自分たちでつくり出した"本来の姿"と言えるかもしれません。

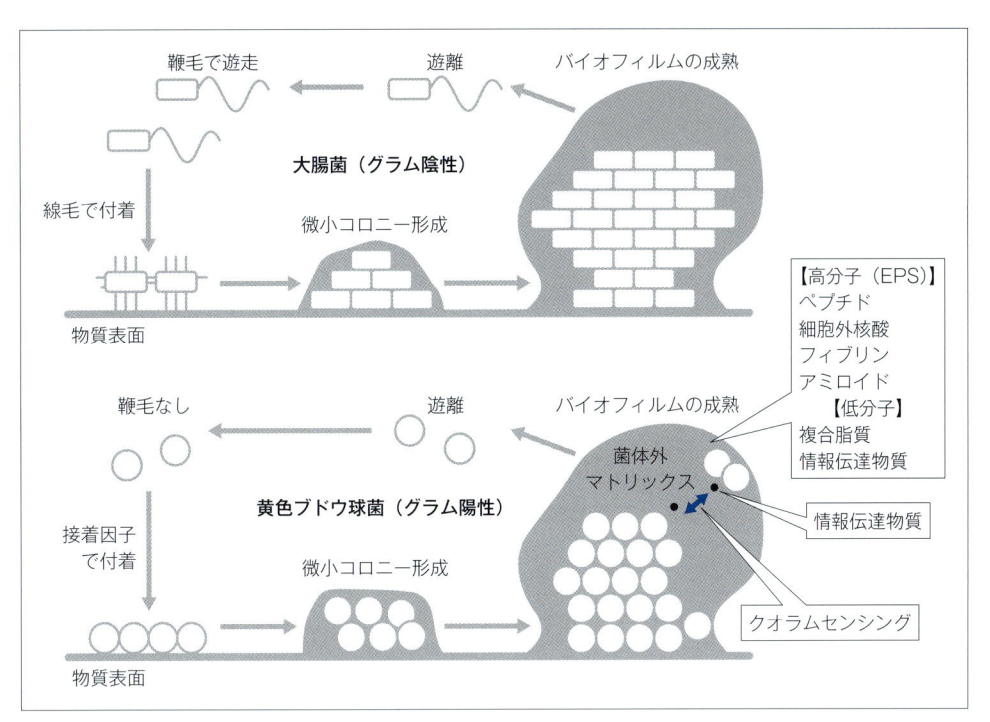

図1　細菌におけるバイオフィルムの形成

バイオフィルムはどのようにつくられる？

　"菌" という言葉は真菌や古細菌も含みますが，ここでは細菌（真正細菌）についてお話しします。細菌はその細胞壁の構造の違いからグラム陰性菌（大腸菌，緑膿菌，クレブシエラなど）と，グラム陽性菌（黄色ブドウ球菌〈*Staphylococcus aureus*：SA〉，ツルペレラ＝旧アルカノバクテリウムなど）に分けられます。グラム陰性菌，特に大腸菌のバイオフィルム形成は近年明らかにされつつあります（図1）。細菌は鞭毛を使って付着部（生体であれば感染巣）まで移動し，線毛を形成してさらに強く付着して増殖します。その後，菌体外マトリックスが菌から分泌され，バイオフィルムはドーム状，マッシュルーム状に成熟します。

　一方，グラム陽性菌のバイオフィルム形成に関しては不明な点も多くあります。ここでは，SA についてこれまでに知られている知見を紹介します。SA は大腸菌のような鞭毛を持たず，接着因子（フィブロネクチン結合タンパクなど）を介して，物質表面に付着します。その後，菌体外マトリックスを分泌して成熟しますが，一定量に達すると SA は成熟バイオフィルムから飛び出し，その生活範囲を広げます。菌体外マトリックスの高分子成分（細胞外高分子物質＝Extracellular polymeric substance：EPS）としては，多糖，ペプチド，細胞外核酸，フィブリン，アミロイドなどが知られています。EPS はそれぞれ単独でもバイオフィルムを形成し，EPS それぞれがバイオフィルムを機能的に特徴付

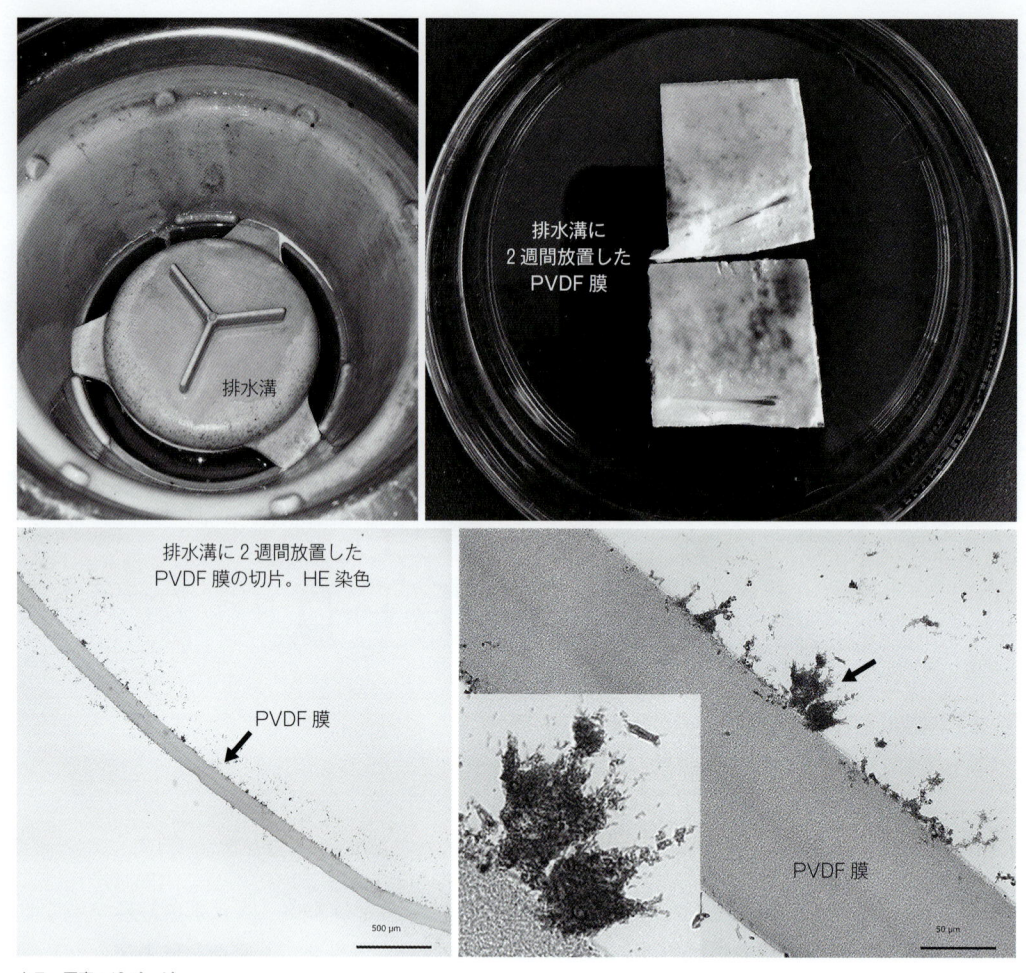

所有者の同意を得て，排水溝に PVDF 膜（ウエスタンブロット用）を貼り付け，2週間放置した。その後，ホルマリン固定し，切片の HE 染色像を観察した。膜の表面には様々な微生物が付着しており，拡大像では細菌の集合体がドーム状にせり出して菌塊を形成している（矢印）。

図2　バイオフィルムの形態

けます。一方，低分子としては複合脂質や細菌間の情報伝達物質が含まれます。特に，後者はオートインデューサーとも呼ばれ，細菌はこの情報を介して仲間の密度を感知し，そのうえで特定の遺伝子発現を制御してバイオフィルムの形成を維持します。この細菌の情報伝達機構をクオラムセンシング（Quorum sensing）といいます。

バイオフィルムはどのように問題になる？　その解決策は？

　排水溝のぬめり掃除は悩みの種ですが，医学領域では医療基材（血管や尿路のカテーテル，人工弁・関節）や慢性感染症（中耳炎，副鼻腔炎，肺炎，心内膜炎）などを伴う部位にできるバイオフィルム形成が問題となっており，それによる疾病を「バイオフィルム感染症」とも呼びます。歯科領域でも歯垢＝バイオフィルムとして認識されており，歯周病の原因として注目されています。

図2に，バイオフィルムの実態が分からないと悔しいので“排水溝のぬめり”を採取して切片にしてみました。やはり細菌の集合体がドーム状にせり出して菌塊を形成していました。獣医学領域では，本書のテーマである乳房炎におけるバイオフィルム形成が注目されています。また，牛のみならず犬や猫などの伴侶動物でもバイオフィルム感染症（尿路感染症，歯牙疾患）は多いのかもしれません。臨床現場におけるバイオフィルムが関係している乳房炎に関しては臨床系研究者にお譲りしますが，バイオフィルム形成に必要なマトリックスやオートインデューサーを標的とした乳房炎の防除対策が模索されています。

■引用文献
1) 森川正章. 生物工学基礎講座　バイオよもやま話　バイオフィルムを調べてみよう. 生物工学会誌. 2012；90（5）：246-250.
2) 水之江義充. 院内感染とバイオフィルム. 耳鼻咽喉科展望. 2013；56（4）：199-203.
3) Zapotoczna M, O'Neill E, O'Gara JP. Untangling the Diverse and Redundant Mechanisms of *Staphylococcus aureus* Biofilm Formation. *PLoS Pathog.* 2016;12(7):e1005671.

（市居　修）

臨床系研究者の視点から

- バイオフィルム形成によって抗菌薬や免疫細胞が感染巣の細菌に物理的に到達できないまたはそれらが作用できなくなる。難治性感染症とバイオフィルム形成との関連性については多くの研究がされている。
- バイオフィルム形成能を持つ細菌が感染すると必ずバイオフィルムが形成されるのではなく，宿主の免疫とのせめぎ合いの結果，細菌を完全に排除できず潜在性あるいは慢性乳房炎に移行し，バイオフィルムが形成される。
- 乳房炎ワクチンの使用は，ワクチン抗原の一部となっているバイオフィルムの特徴を理解し，搾乳衛生，牛の健康状態など基本をクリアした状態で使用することを推奨する。

バイオフィルムと難治性感染症

　医学領域ではバイオフィルムと難治性感染症との関連性について多くの研究がされています。バイオフィルムの形成によって疾病が難治化する主な理由は，細菌がバイオフィルムを形成することによって抗菌薬や免疫細胞が菌に物理的に到達できない，あるいは作用できないためであるといわれています。これにはバイオフィルムの構造的な特徴だけの問題でなく，バイオフィルムを構成する細菌の生理的特徴も関与しています。バイオフィルム内には盛んに分裂している細菌だけでなく，分裂を停止しているいわば“冬眠”状態にある細菌（Persister cell）も存在していることが分かっており，冬眠細菌が分裂期の細菌

表1 バイオフィルム形成能の検査方法

名称	開発者	メリット	デメリット
Tube 法	Christensen et. al.（1982）[2]	判定法が明瞭	BF 形成弱いと検出しづらい
Microtitre plate 法	Christensen et. al.（1985）[3]	BF 形成を定量的に判定可能	判定に高額機器が必要 手間がかかる
Congo red agar 法（CRA 法）	Freeman et. al.（1989）[4]	培地を作製すれば臨床現場で容易に応用可能	実施可能な菌種に制限あり 半定量法

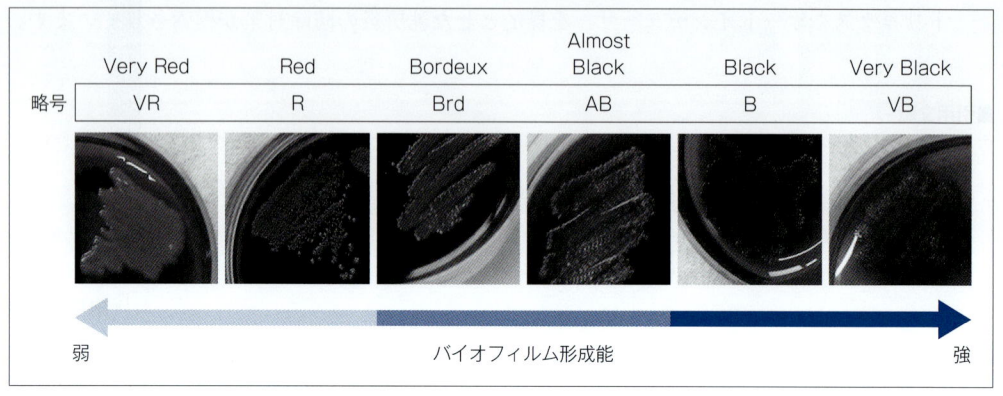

カラー写真：12 ページ

図1 CRA でのコロニー色調に基づいたバイオフィルム形成能判定

に作用する抗菌薬を効きにくくしているともいわれています[1]。

乳房炎原因菌のバイオフィルム形成能

バイオフィルム形成能の判定方法としては，**表1**のような検査法があります。適用できる菌種は限られますが（主にブドウ球菌群は検査可能），コンゴレッド培地法（CRA 法）はコロニーの色調を6段階で評価するものであり，それがバイオフィルム形成能の強弱と関連していることから，臨床現場でも容易に実施できる検査法となっています（**図1**）[5]。海外の牛乳房炎由来ブドウ球菌群のバイオフィルム関連の研究でも CRA 法が多く用いられており，バイオフィルム成分の1つである slime（細胞外多糖）形成がコロニーの色調の変化として検出されます。実際に海外ではこの方法で乳房炎由来菌のバイオフィルム形成能を確認している報告が多く存在します。

バイオフィルムはいつ形成されるのか？

細菌によるバイオフィルムは，主に菌の増殖が止まる静止期に形成されることが分かっています。細菌が生体に侵入し，対数増殖期に入り急性症状を誘発した後，抗菌薬や免疫とのせめぎ合いの結果，生き残った細菌がバイオフィルムを形成して潜んでいる様子をイメージしていただければと思います。仮にバイオフィルムが感染後すぐにつくられるとすれば，乳質の悪い農場ほどバイオフィルムを形成する細菌の検出率が上がっていると考え

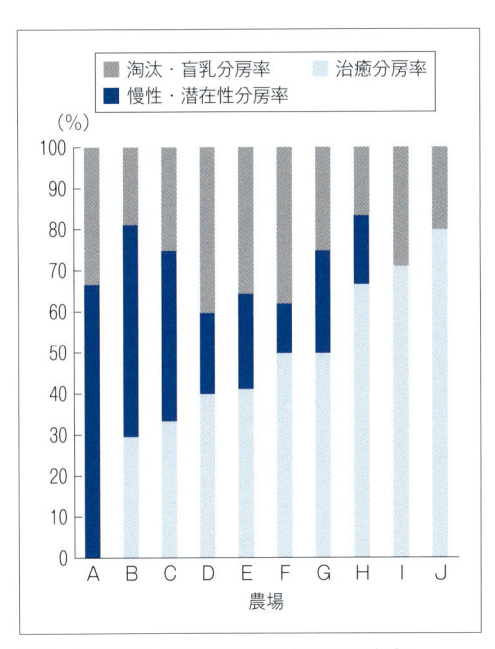

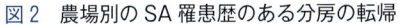

図2　農場別の SA 罹患歴のある分房の転帰

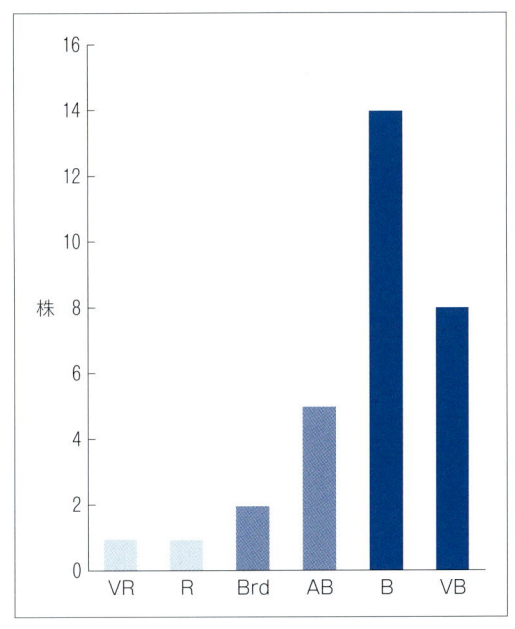

図3　慢性・潜在性乳房炎分房由来 SA のバイオフィルム形成能

られます。そこで SA に感染歴のある牛が潜在性乳房炎に移行している割合を，ある地域の農場で調査したところ，その割合は農場ごとで大きく異なることが分かりました（図2）。一方，その農場ごとに潜在性乳房炎由来の SA のバイオフィルム形成能の割合をCRA 法で解析した結果では，農場ごとでの差はなく，ほとんどの潜在性乳房炎由来のSA がバイオフィルム形成能を持っていることが分かりました（図3）。このことは乳質が悪い農場の牛からバイオフィルム形成菌が多く検出されるのではなく，そもそもほとんどの SA がバイオフィルム形成能を持っているということを示唆しています。したがって，農場の搾乳衛生，治療プロトコル，牛の健康状態（免疫力）など様々な要因が絡んだ結果として，牛側がそれらの要因に対して打ち勝てば治癒するし，一方中途半端にしか要因に対応できず SA が残れば，静止期に入った SA がバイオフィルムを形成し，潜在性あるいは慢性乳房炎に移行することを意味していると考えられます。

バイオフィルムに対するワクチン

SA によるバイオフィルム形成を阻止するワクチンが発売され話題になっています。これは SA が形成する細胞外多糖を抗原に含んだワクチンです。しかしどのワクチンでも言えることですが，ワクチンによる抗体の誘導だけでバイオフィルムの形成を完全に阻止できるかといえば，それだけでは難しいです。基礎系研究者の解説にもありましたように，バイオフィルムの構成成分は細胞外多糖だけでなく，タンパク質，アミロイドや DNA など様々であり，成熟したバイオフィルムは細胞外多糖以外の物質も含む複雑な構造をして

いWWW。そのため，もしそれらがバイオフィルム形成に関係していることに加え，すでに
それらで形成されたバイオフィルムだった場合のワクチンの効果はあまり期待できないで
しょう。ただし理論上は，バイオフィルムを形成する前，例えば平面に接着する前，ある
いはバイオフィルムが成熟する前に抗体が作用できれば一定の効果が期待できるかもしれ
ません。いずれにせよワクチンの使用は，バイオフィルムの特徴を理解し，搾乳衛生，牛
の健康状態など基本をクリアした状態で使用することを推奨します。

臨床現場における対バイオフィルム戦略

バイオフィルム関連感染症の治療法については，「バイオフィルム形成抑制」「バイオ
フィルムの破壊」「Persister cell の殺菌」などの観点から基礎研究が進んでいます。今後
はこれらの研究を臨床現場で応用していくことになると思います。一方，乳房炎罹患牛の
乳房内において明瞭なバイオフィルムを組織学的に証明した報告は今のところありませ
ん。乳房炎由来菌がバイオフィルム形成能を持っていたからといって，必ずしも乳房内で
それを形成しているかは分かりません（現在のところ）。しかし，バイオフィルム関連感
染症と慢性・潜在性乳房炎の特徴は非常に似ています。そのため産業動物獣医療の分野で
は今後，乳房内にバイオフィルムが形成されていることを前提とした治療法の研究だけで
なく，基礎研究の分野と連携し，乳房内におけるバイオフィルム形成を証明することも非
常に重要になってくると思います。何よりも今後多くの臨床獣医師がこの分野に興味を持
ち，研究が進んでいくことを願っています。

■引用文献

1) Waters EM, Rowe SE, O'Gara JP, et al. Convergence of *Staphylococcus aureus* Persister and Biofilm Research: Can Biofilms Be Defined as Communities of Adherent Persister Cells?. *PLoS Pathog.* 2016;12(12):e1006012.
2) Christensen GD, Simpson WA, Bisno AL, et al. Adherence of slime-producing strains of *Staphylococcus epidermidis* to smooth surfaces. *Infect Immun.* 1982;37(1):318-326.
3) Christensen GD, Simpson WA, Younger JJ. Adherence of coagulase-negative staphylococci to plastic tissue culture plates: a quantitative model for the adherence of staphylococci to medical devices. *J Clin Microbiol.* 1985;22(6):996-1006.
4) Freeman DJ, Falkiner FR, Keane CT. New method for detecting slime production by coagulase negative staphylococci. *J Clin Pathol.* 1989;42(8):872-874.
5) Arciola CR, Campoccia D, Gamberini S, et al. Detection of slime production by means of an optimised Congo red agar plate test based on a colourimetric scale in *Staphylococcus epidermidis* clinical isolates genotyped for ica locus. *Biomaterials.* 2002;23(21):4233-4239.

（山下祐輔）

Q 27 HACCP と乳房炎対策

家畜を飼養するに当たって適切な衛生管理を行うために，農場段階で危害要因をコントロールする手法として農場 HACCP があり，現在，全国的にも農場HACCP の認証農場が増えてきています。

この HACCP を用いた乳房炎対策があると聞きました。HACCP が乳房炎対策にどのような利益をもたらすのか，また，実際に HACCP を用いた乳房炎対策があれば教えてください。

A1 基礎系研究者の視点から

- HACCP の第一義的目的は「畜産物の安全性」で，乳房炎はそれを阻害するハザードの1つである。
- HACCP システムに包括される教育・訓練プログラムは，乳房炎対応手順の理解と定着に大変有用である。
- HACCP システムと搾乳工程の多角的分析（プロセスアプローチ）を組み合わせることで，乳房炎を制御できる。

HACCP とは

HACCP（Hazard Analysis Critical Control Point：危害要因分析・必須管理点方式）は，1960 年代に米国において宇宙食の安全性を確保するために開発されました。原料の受入から出荷までの生産の各工程において食中毒原因菌や異物などの危害要因（ハザード）が入り込む可能性を分析し，重大なハザードが発生しやすい工程を必須管理点（Critical Control Point：CCP）として厳重な管理を実施します。一方，軽度のハザードは，一般的衛生管理プログラムで管理します[1,2]。

農場における HACCP では，細菌増殖というハザードを防ぐための「バルク乳温度監視」，抗菌薬混入というハザードを防ぐための「治療牛の識別（ストップバンド装着と記録）」などが CCP として設定されています。一方，「牛舎の清掃」「搾乳時の手袋装着」「手指の消毒」などは，一般的衛生管理プログラムの範疇として扱い，作業手順書を作成し，それに従って管理を実施していきます[1]。

表1 静岡県の3農場における乳房炎のプロセスアプローチ分析と対策

	A 農場（繋ぎ）	B 農場（繋ぎ）	C 農場（フリーバーン）
牛（飼養管理, 乳房炎起因菌）	飼養管理は良好 黄色ブドウ球菌（SA）保菌牛多い →計画的淘汰	配合飼料過剰（SARA） →1～2kg／頭／日減少 バルク乳タンパク質率, RFS モニタリング SA 保菌牛が多い→計画的淘汰	飼養管理は良好 慢性乳房炎（レンサ球菌）が多い →計画的淘汰
人	SA 病態の理解不足 →レクチャー	SA および SARA 病態の理解不足 →レクチャー	PL 判定の個人差→是正 レンサ球菌の理解不足 →レクチャー
手法	前搾りの未実施→実施 乳汁培養検査（OFC）に基づいた治療の導入	ストリップカップ不使用→使用 OFC に基づいた治療の導入	OFC に基づいた治療の導入
設備・環境	乳房炎の評価基準なし→そこで, 月1回のミーティング（以下を調査） ①バルク乳体細胞数・細菌数 ②バルク乳培養成績 ③乳房炎発生率（搾乳頭数比）④乳房炎の原因菌		

SARA：亜急性ルーメンアシドーシス

HACCP と乳房炎制御

　HACCP の第一義的目的は「畜産物の安全性」であり, 乳房炎はそれを阻害するハザードの1つです[3]。そのため, 乳房炎の発見・排除は必須ですが, 必ずしも乳房炎そのものをコントロールすることが求められるわけではありません。しかし, HACCP システムを活用することによって乳房炎を制御することは可能です。以下に, 筆者が「農場 HACCP 認証」取得を支援した静岡県の3農場における事例を紹介します。

　3農場（A, B, C 農場）とも, 認証取得に向け農場における全作業手順を確認しました。その結果, ①搾乳作業の問題点（ストリップカップの不使用, PL 判定の個人差など）, ②乳房炎治療の問題点（原因菌検査の未実施, 一律的な抗菌薬治療など）が明らかになりました。そこでそれらを是正する際, HACCP システムに包括される教育・訓練プログラムは修正した搾乳や治療法の理解と正しい手順の定着に大変有用でした。

　しかし, 乳房炎は牛の健康性や環境衛生など, 要因が多岐にわたるため, HACCP システムのみでは効果は不十分でした。そこで, 各農場の搾乳工程を, ①牛（飼養管理, 乳房炎起因菌の保有状況）, ②人, ③方法（搾乳や治療手順）, ④設備・環境（搾乳機械の適切性, 牛舎環境の衛生）, ⑤評価系（バルク乳培養成績, 乳頭スコアなどの評価指標）の5要因を多角的に分析しました（プロセスアプローチ）[4,5]。その結果, 農場ごとに乳房炎の状況は様々であることが判明しました（表1）。例えば, A, B 農場は, 牛舎環境は良好でしたが黄色ブドウ球菌（*Staphylococcus aureus*：SA）乳房炎が浸潤していました。その情報を基に, 獣医師協力の下, SA コントロール（マクロライド系抗生物質の使用, 病態に応じた盲乳の推進, 計画的な淘汰など）を実施しました。C 農場はフリーバーンで, レンサ球菌が主な乳房炎原因菌でした。その情報を基に, フリーバーンの攪拌回数増加（1日1回から2回）と水分調整を図るとともに, オンファームカルチャー（OFC：農場内における乳汁培養検査）を導入し, レンサ球菌が分離された場合の治療法を明文化しま

した。そして HACCP 会議（月 1 回）の議事に乳房炎対応を追加し，毎月，対策の効果を判定し，効果が不十分な場合にはさらなる対策を実施することとしました。その結果，3 農場ともバルク乳体細胞数が平均 10 万個 /mL 以下に減少し，乳房炎発生率（搾乳頭数比）も 3%以下を維持しています。

　以上のことから，HACCP システムと，搾乳工程の多角的分析を組み合わせることで，乳房炎を制御できることが示されました。これからも HACCP と乳房炎コントロールの関係性をさらに整理することにより農場における効率のよい乳房炎対策に貢献したいと考えています。

■引用文献
1) 赤松裕久，川邊久浩，西村雅明ら：農場 HACCP 認証基準の理解と普及に向けて．公益社団法人中央畜産会．東京．2017.
2) Gardner IA. Testing to fulfill HACCP (Hazard Analysis Critical Control Points) requirements: principles and examples. *J Dairy Sci.* 1997;80(12):3453-3457.
3) 赤松裕久，瀬戸隆弘，佐野文彦ら：静岡県畜産技術研究所研究報告第 7 号．2014．pp10-12.
4) 沖本一宏：タートルチャート活用によるプロセスアプローチの実践．日科技連．東京．2010.
5) 山崎康夫：食品工場の生産性向上とリスク管理．幸書房．東京．2012．pp27-52.
6) 赤松裕久：プロセスアプローチに基づいたあたらしい乳房炎制御法．静岡県畜産技術協会．静岡．2017.

（赤松裕久）

臨床系研究者の視点から

- ・乳房炎防除の成果を向上させるためには，科学的な裏付けを行うためのアイテムの導入，分析結果を分かりやすく提示するシステムの構築，成績が安定するまで継続的に監視することが重要だと考えられる。
- ・HACCP の考え方を取り入れた乳房炎防除対策は，農場に対して「作業の見える化」を進めながら作業の進捗度と成果を理解しやすく提示しているのが大きな利点である。
- ・HACCP の考え方を取り入れた乳房炎防除対策は，生産段階において HACCP の手法である PDCA サイクルに Research の R を加えて，Research：現状分析→ Plan：企画立案→ Do：実践→ Check：成果の評価→ Action：改善策実施という RPDCA サイクルを回していくことにより目標の達成に向けて努力するものである。

HACCP の考え方を取り入れた乳房炎防除管理プログラム

　乳房炎は乳牛の疾病のなかで最も多く，農場の経済に多大な損失を与えている重要な疾病です。牛の乳房炎についての研究は多数報告されていますが，その多くが治療や発生要因の分析に関する研究であり[1~4]，予防効果に関する科学的研究は多くありません。効果

的な乳房炎防除を推し進めるためには有効な治療法の実施だけでなく，乳房炎の発生を予防の観点からも考えることが非常に重要になります。これまでも，乳房炎による損害を少なくするために様々な取り組みがなされてきましたが，地域を挙げて乳房炎予防の取り組みを実施しているところは未だ限られています。

　従来，北海道を中心に広く普及されてきた乳房炎防除対策巡回指導[5]は，良質乳生産において確実な成果を上げ，大きく貢献してきました。しかし指導を受けた農場のなかには，一定の効果が認められた後しばらくすると，また指導前の成績に戻ってしまう農家が少なからずみられたのも事実です。その理由には，指導する側が十分な事象の把握とそれに対する十分な科学的な裏付けを基に指導展開をしてこなかったことや，指導後のモニタリングの継続に不足があったことなどが挙げられます。また，農場を取り巻く畜産関係機関には，市町村役場，農協，普及センターなど様々な機関がありますが，それぞれの担当者がそれぞれの立場で個々に指導してきたことが，農場の意識の統一を損なわせていたことも1つの要因と思われます。したがって，成果が向上する指導を展開するためには，これまでの指導法に科学的な裏付けを行うためのアイテムを導入し，さらに関係機関との意志を統一させ，分析結果を農場に分かりやすく提示するシステムの構築が必要で，モニタリングを継続し成績が安定するまで継続的に監視することが重要だと考えられます。つまり，地域ぐるみで農場に対する乳房炎防除技術の啓蒙と意識の高揚を図るとともに，組織的な防除対策を推進し，さらにシステム的な防除手法を展開する必要性があります。

　本稿では，そのシステム的な防除手法として筆者らがいつも行っているHACCPの考え方を取り入れた乳房炎防除管理プログラムを紹介します。

乳房炎防除管理プログラムの概要

1. 支援チームの結成

　地域の畜産関係機関（共済組合，農業協同組合，普及センター，役場など）に属する担当者計6～8名により支援チームを結成し，共通認識の下，支援チームとして農場を指導ではなく"支援する"という認識で体制をつくります。

2. 支援農場の目標値の設定

　支援農場は自ら目標値を設定し，達成のために努力を惜しまないことを約束するとともに，支援側はその目標を達成できるよう，最後まで支援することを約束します。

3. 農場の調査

　多項目にわたるチェックリストを用い，可能な限り広い視野で，牛舎環境，牛舎構造，搾乳システムの保守・分析，搾乳システムの洗浄，搾乳作業について調査します。チェックリストは「YES」「NO」の二者択一とし，項目グループごとにチェックリストの総数

を分母とした場合の「YES」と判定された項目の割合を算出し，それを目標達成率とします。

- ・牛舎衛生および管理：敷料の種類と量，牛体の衛生状態，運動場や処理室の衛生状態を調査する。
- ・牛舎構造：牛舎の設計，照明，換気などの牛舎構造を調査する。
- ・搾乳システムの保守点検および分析：National Mastitis Council[6]の方法に準じてシステム点検を実施する。
- ・搾乳システムの洗浄：システム洗浄の方法，洗剤の濃度，洗浄水の量と温度が適切であるかを調査する。
- ・搾乳方法の観察：推奨される搾乳方法を実施しているかどうかを調査する。
- ・ラップタイム計測：泌乳生理に合った搾乳方法が行われているかどうかを確認することを目的として，個体ごとに前搾り開始，ユニット装着，ユニット離脱の3時点のラップタイムを計測し，"前搾りからユニット装着までの時間" と "搾乳時間" を調査する。
- ・ラクトコーダーによる乳流量の測定・搾乳牛ごとに搾乳開始から終了までの乳流量の変動を記録する。電気伝導度，最初の乳量の立ち上がりや最大流量，搾乳時間，離脱のタイミングが分かるので，搾乳刺激，装着と離脱のタイミング，過搾乳などの評価ができる。
- ・乳汁の採取・搾乳牛の全頭全分房の後搾り乳を滅菌スピッツ管に無菌的に採取する。

4. 個体乳の細菌培養検査

　乳房に潜在的に保菌されている細菌叢を調査するため，採取した全頭全分房の乳汁の細菌培養検査を行い，保菌状況を確認します。評価の方法は以下の通りです。

- ・SA が検出された場合
  乳頭口損傷，過搾乳の疑い→個体の把握と隔離，適切な治療
- ・*Streptococcus agalactiae*（SAG），*Corynebacterium bovis*（CB）が検出された場合
  ディッピングと乾乳期治療の未実施の疑い→厳格なディッピングの励行と乾乳期治療の実施
- ・コアグラーゼ陰性ブドウ球菌（CNS）が多数検出された場合
  搾乳衛生の失宜の疑い→厳格な乳頭清拭の励行
- ・Other streptococci（OS）が多数検出された場合
  慢性乳房炎の増加の疑い→適正な泌乳期治療の必要性

5. 結果の分析

　立会調査結果，全頭細菌検査結果，バルク乳細菌培養成績，乳牛検定情報などを分析し，危害分析と重要管理点の設定，標準作業手順案，搾乳作業モニタリングシート，乳質モニタリングシートの作成を行います。

6. 支援会議

　農場と支援チームが，分析結果を基に以下の内容を協議します。

・今までの乳質の現況を再確認［Research］

　支援会議のなかでは，冒頭にバルク乳細菌培養成績，牛群検定情報などから導かれる現在の乳質の状況を再確認する。

・問題点と改善点の提示［Research］

　問題点に対する改善案を提示し，実行可能な手段を協議する。

・重要管理点（CCP：食品危害が発生しそうな箇所の重要管理項目）または前提条件プログラム（PRP：前提となる基本的な管理）の設定

　チェックリストから得られた目標達成率の結果より，特に達成率の低かった項目グループについて CCP または PRP の検討を行う。

・標準作業手順（SOP）の作成［Plan］

　最終的に行うべき作業の優先順位を付けながら，いつから実行可能かを明確化する。

・カスタマイズポスターの作成

　農場自らが，搾乳作業についてのポスターを作成し[7,8]，牛舎に掲示することで搾乳者全員が統一した作業で搾乳できるようにする。

・搾乳作業のトレーニング［Do］

　搾乳機器を使用して搾乳作業のシミュレーションをすることにより推奨される搾乳作業の習得を行う。

7. モニタリングの実施［Check］

　支援チームのフォローアップの役割分担を決め，2週間隔で支援チームのメンバーが農場への巡回を実施します。そして，搾乳作業モニタリングシートと乳質モニタリングシートを利用して，バルク乳の培養成績，毎日の搾乳作業，バルク乳温，乳房炎治療牛，旬（10 日）ごとのバルク乳体細胞数，生菌数，耐熱菌数，乳検情報による個体体細胞数，リニアスコア 5 以上の割合，新規感染率についてモニタリングを行います。各モニタリング項目の推奨値（RV）および限界値（LV）は，農場の存在する地域における目標値を基準とします。北海道では，バルク乳体細胞数および個体体細胞数（RV：20 万個 /mL，LV：30 万個 /mL），生菌数（RV：5,000，LV：1 万個 /mL），耐熱菌数（RV：150 個 /

mL，LV：500 個 /mL），リニアスコア 5 以上率（RV：8 %，LV：20 %），新規感染率（RV：5%，LV：10%）としました。

モニタリング時に留意すべき点は以下の通りです。

・支援会議後，新たな問題が生じていないか。
・支援会議後，新たな疑問点が生じていないか。
・改善点の実行がなされているか。
・現状の成績を提示し，改善が認められているところは褒める。
・改善がみえてきたら経済効果を提示する。
・巡回したメンバーは，ほかの支援チームのメンバー全員にその時の内容をレポートとして報告する。

8．モニタリングにより限界値を連続して逸脱した場合は，危害分析と重要管理点を再分析し，新たに標準作業手順を提示します。［Action］

9．記録
　農家ごとにファイルを保管し，すべての記録は定期巡回時に支援チームのメンバーがいつでも検証できるようにします。

プログラムの有用性の評価（実施例）

1．実施農場
　A 農場では経産牛頭数 52 頭を飼養し，年間 1 頭当たり乳量は 9,151 kgでした。パイプライン牛舎で搾乳者 3 名，ユニット 5 台を使用していました。検診前 1 年間の旬ごとの平均バルク乳体細胞数は 21 万個 /mL でした。また，バルク乳の培養成績では環境性乳房炎原因菌である OS の検出が多くみられました。検診前 1 年間の臨床型乳房炎の発生件数は 232 件でその多くは OS による乳房炎でした。過去 1 年間の乳房炎による経済損失の試算は 502 万 2,284 円に上っていました。

2．評価方法
　乳房炎対策農場の検診前と検診後のデータを基に，一定期間のバルク乳体細胞数（旬報），バルク乳細菌培養検査，臨床型乳房炎の発生頭数および経済効果を比較することで防除プログラムの有用性を評価しました。経済効果は，検診前と検診後のそれぞれの廃棄乳代，体細胞数による損失，乳房炎治療後の乳量低下による損失，治療代を積算し，その損失額の差を求め算定しました。経済損失の計算パラメーターおよび計算方法は以下の通りです。

・計算パラメーター

　a：臨床型乳房炎発生頭数

　b：乳検データから算出した乳房炎発生時の 1 日当たり平均乳量（kg）

　c：平均出荷停止日数（7 日）

　d：臨床型乳房炎による 1 日当たり乳量減少率（6%）

　e：乳価（円 /kg）

　f：体細胞数による損失率[9]

・計算方法

　経済損失額（円）＝廃棄乳代＋体細胞数による損失額＋乳房炎治療後の乳量低下による損
　　　　　　　　　　失額＋乳房炎の診療費

　廃棄乳代：a×b×c×e

　体細胞数による損失額：

　　（検定日乳量×f/100×e×検定日間隔）の算出期間における合計

　乳房炎治療後の乳量低下による損失額：

　　乳検データ産次別泌乳曲線の乳房炎発生日以降の合計（積分値）×d/100×e の合計

　バルク乳培養成績は，Farnsworth らの方法[10]により評価しました。全頭の個体乳細菌培養検査の結果と立会調査時のデータおよび乳検情報，体細胞数成績，バルク乳培養成績のデータは「家畜群疾病情報分析管理事業：乳房炎等システム」（北海道農業共済組合連合会，札幌）を利用し分析しました。個体乳の細菌培養検査は，National Mastitis Council の方法[11]に準じて行いました。

A 農場検診時の分析結果と改善内容

　搾乳における牛のストレスを最小限にするには，泌乳生理に基づいた搾乳法を行うことが重要だといわれています。それは十分な搾乳刺激を与え，オキシトシンが最大に放出されている時に短時間で搾乳することを意味しています。検診時と改善後の搾乳作業ラップタイム計測結果を**図 1** に示します。検診時には，乳頭刺激から装着までの時間が不統一であったため，結果として搾乳時間が長く過搾乳状態となっていました。これは，十分な前搾りと適正なタイミングでライナー装着ができていなかったことが要因でした。ミルククロー内圧の測定結果を**図 2** に示します。ユニット装着時の空気の流入による最大 25 kPaのミルククロー内圧の低下と長時間にわたるライナースリップがみられました。ライナースリップはミルククロー内の逆流現象を引き起こす大きな要因であり，これにより乳房炎感染リスクが増大していたことが明らかとなりました。またライナースリップはすべての

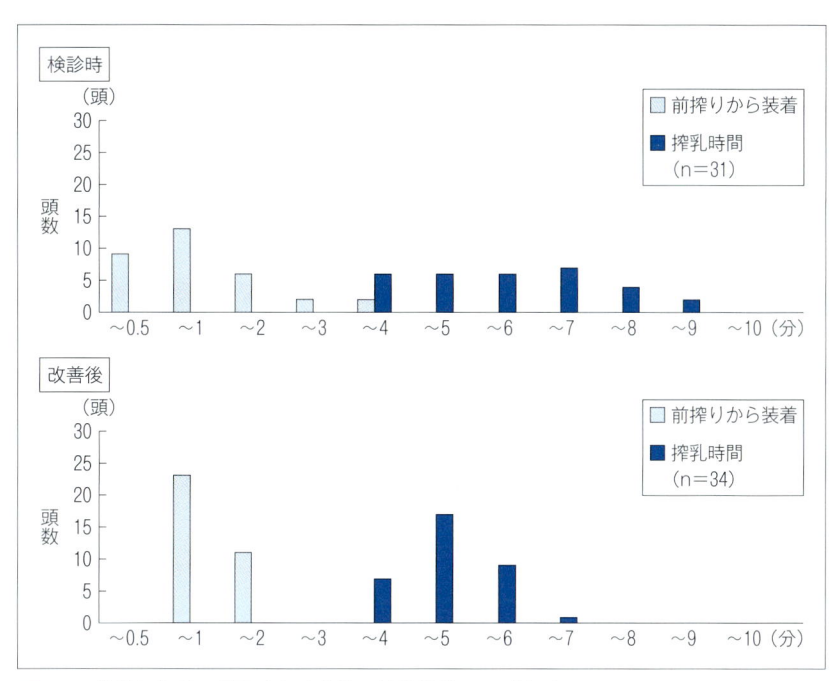

図1　Ａ農場における検診時と改善後の搾乳作業ラップタイム

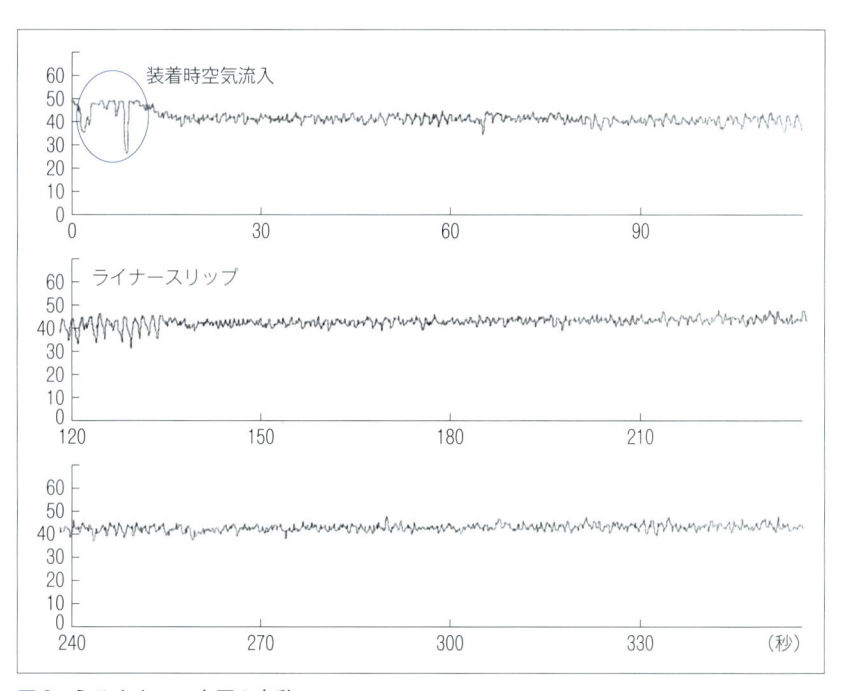

図2　ミルククロー内圧の変動

表1 A農場における標準作業手順

Level 1	
搾乳作業	
1. 搾乳ワゴンを用意する	10. ペーパータオルで乳頭乾燥
2. ゴム手袋を装着する	11. 前搾り後60〜90秒でライナー装着
3. 搾乳中は関係のないものに触れない	12. N型装着で空気の流入を避ける
4. 感染牛は最後に搾乳する	13. 盲乳乳房にはライナーキャップを装着
5. ユニットを持ってきてから搾乳開始	14. ユニットがねじれないように調整
6. 作業の分担をしない	15. マシンストリッピングをしない
7. 4搾りずつしっかりと前搾り	16. 4本同時に早めに離脱
8. タオルのお湯に手が入らないように取り出す	17. ディッパーを用いてディッピング
9. 一頭一布で乳頭清拭	18. ユニットは生乳が逆流しないように移動してかける
搾乳システムの保守	
1. ミルククローの交換	3. 月に一度の調圧器の清掃
2. 年に一度は計器を用いたシステム点検	4. 劣化部品の交換
牛舎衛生・管理	
1. 清潔な敷料を十分に用意	2. 分娩2週間に乳房の毛刈り
Level 2	
牛舎構造	
1. 分娩房の使用	2. カウトレーナー，牛床マットの使用

青字は改善必要項目

搾乳者に頻繁にみられたことから，ライナー装着前のペーパータオルでの乳頭乾燥の必要性が示唆されました。乳房内に保菌されていた原因菌の分房検出率はSAが0%，SAGが0%，CNSが6.0%（11/184），OSが2.7%（5/184），Coliformsが0%，CBが0%でした。OSによる臨床型乳房炎が多発しているにもかかわらずOSの乳房内保菌率は低かったことから，乳房炎発生時の治療は的確に行われていることが示唆されました。

検診時のチェックリストから算出された検診時の目標達成率は，搾乳方法60%，搾乳システムの保守92%，搾乳システム分析70%，搾乳システムの洗浄100%，牛舎衛生管理83%，牛舎構造80%でした。したがって，搾乳方法および搾乳システムに大きな問題があることが明らかとなりました。そのため搾乳方法について，搾乳ワゴンを用意すること，搾乳手袋を装着すること，前搾りは乳頭ごとに4回以上しっかり行うこと，乳頭装着前にペーパータオルで乳頭を乾燥し，前搾り後60〜90秒間に空気の流入を避けライナーを装着すること，ユニットのかけ直しを中止し早めに離脱することを提案しました。搾乳システムについては設定真空度とパルセーター拍動数の調整を行うとともに，月に一度は調圧器の清掃，年に一度はシステム点検を実施するようにも提案しました。また，ミルククローを400mL以上の容量のものに交換するように提案しました。

支援会議では改善事項を実行するための標準作業手順（**表1**）を作成し，農場自らがオリジナルの搾乳作業を組み立て，カスタマイズポスターを作成できるようにしました（**図3**）。最後に作業のシミュレーションをすることで改善事項の再確認を行いました。

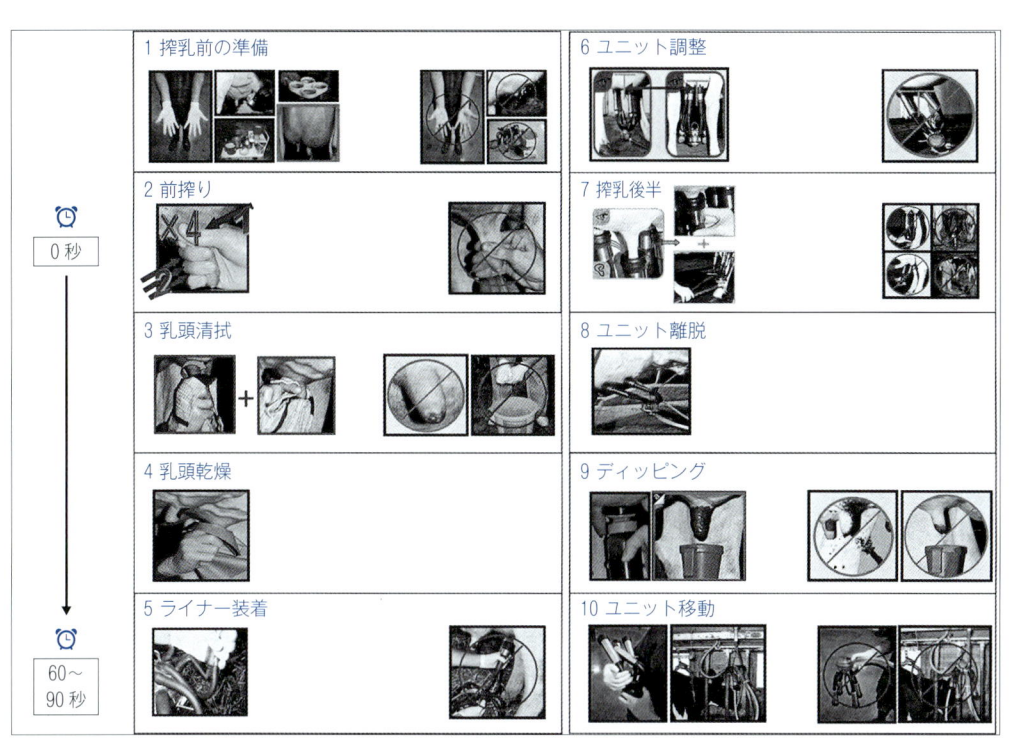

図3　A 農場のカスタマイズポスター

		4月24日		4月25日		4月26日		4月27日		4月28日		4月29日		4月30日	
		朝	夕	朝	夕	朝	夕	朝	夕	朝	夕	朝	夕	朝	夕
搾乳前	真空ゲージを見る	✓	✓	✓	✓	✓	✓	✓	✓	✓	✓	✓	✓	✓	✓
	搾乳前のバルク乳温(℃)	4	4	4	4	4	4	4	4	4	4	4	4	4	4
	搾乳システム前洗浄	✓	✓	✓	✓	✓	✓	✓	✓	✓	✓	✓	✓	✓	✓
	抗菌薬使用牛の確認	✓	✓	✓	✓	✓	✓	✓	✓	✓	✓	✓	✓	✓	✓
搾乳	バルクスイッチ ON	✓	✓	✓	✓	✓	✓	✓	✓	✓	✓	✓	✓	✓	✓
	搾乳ワゴンを用意する					✓	✓	✓	✓	✓	✓	✓	✓	✓	✓
	搾乳手袋の装着					✓	✓	✓	✓	✓	✓	✓	✓	✓	✓
搾乳後	クローのかける向き	✓	✓	✓	✓	✓	✓	✓	✓	✓	✓	✓	✓	✓	✓
	バルクの洗い残しなし	✓	✓	✓	✓	✓	✓	✓	✓	✓	✓	✓	✓	✓	✓
	搾乳後のバルク乳温(℃)	6	8	7	8	7	10	8	7	8	6	7	8	7	7
検証印		済	済	済	済	済	済	済	済	済	済	済	済	済	済

図4　搾乳作業モニタリングシート

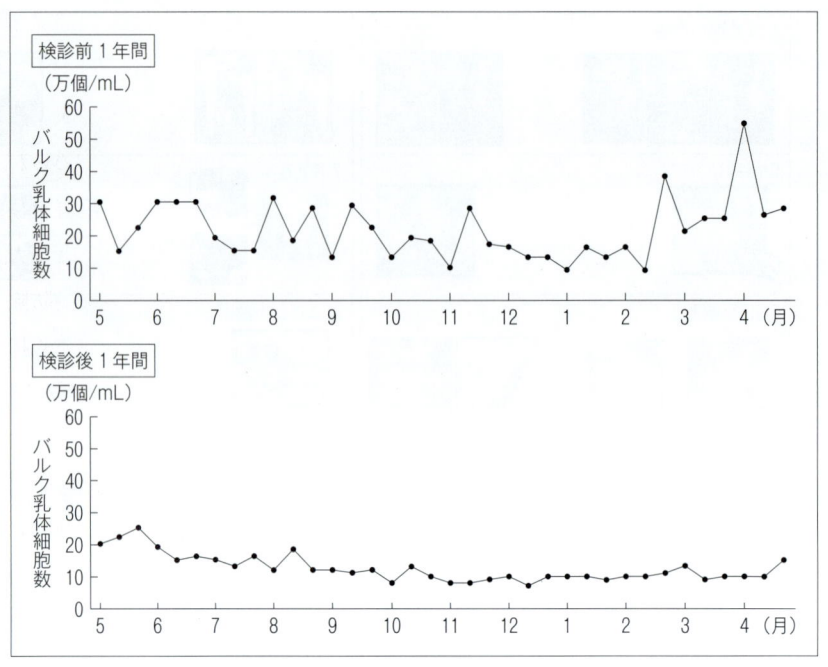

図5　A 農場における検診前後のバルク乳体細胞数の推移

A 農場検診後の成績

　　支援会議後，2 週間に一度農場を巡回し，成績のモニタリングを行いました。搾乳者によって記入された搾乳作業モニタリングシート（図4）によると，搾乳作業は会議後 2 週間以内には改善されました。特に十分な乳頭刺激と適正なタイミングでのライナーの装着は，生理的泌乳に合った搾乳を実現させることができました。会議 2 週間後に，1 頭当たりの平均搾乳時間は，検診時 339±93 秒（n＝31）が 272±49 秒（n＝34）に短縮し（$P<$ 0.01，図1），ライナースリップも消失しました。

　　検診 1 年後に，検診前 1 年間の成績と検診後 1 年間の成績を比較したところ，検診前の平均バルク乳体細胞数 21.6 万個 /mL，5.29±0.18（平均 log SCC ± 標準偏差；n＝36）は，検診後 12.8 万個 /mL，5.08±0.13（平均 log SCC ± 標準偏差；n＝36）に減少しました（$P<$0.01，図5）。また，バルク乳の培養成績では OS の値が低下し，年間臨床型乳房炎発生件数は検診前 1 年間で 232 件であったのに対し，検診後は 53 件に減少しました。検診後 1 年間の経済損失の試算は 290 万円で，検診前 1 年間の損失額に比較し 212 万円（42％）減少させることができました。

まとめ

　　近年，食の安全の観点から様々な食品加工場が危害要因分析・必須管理点方式（HAC-CP）の認証を受け，食品の衛生管理をシステム化させた体制のなかで製造することで，

食品から人への危害を未然に防止するための意識が高まってきています。同様に農場での農産物の生産段階においても，すでに農場HACCP認証が進められており，今後，生産段階から食品原料の安全・安心を管理していく時代が到来すると思われます。農場は健康な乳牛を飼養し，そこから搾られた安全で良質な生乳を生産することが求められ，これは農場にとって今や必須の条件となっています。乳牛にとって最も多大な損害を与える疾病は乳房炎であり，これを予防することは乳牛としての価値を存続させることに大きく貢献すると言っても過言ではありません。HACCPの考え方を取り入れた乳房炎防除対策は，農場に対して作業の見える化を進めながら作業の進捗度と成果を理解しやすく提示しているのが大きな利点です。このプログラムは，生産段階においてHACCPの手法であるPDCAサイクルにResearchのRを加えて，Research：現状分析→Plan：企画立案→Do：実践→Check：成果の評価→Action：改善策実施というRPDCAサイクルを回していくことにより目標の達成に向けて努力するものです。Rを加えた理由は日々の環境は絶えず変化しているため，これまで見込んでいなかった新しい課題が生まれる可能性に対応するためです。今後は，常に新しい目で現状を把握し対応していくことが重要になります。

　乳房炎防除を成功させるためには，農家に自分の農場で今どのようなことが起きていて，それがどのような理由で引き起こされているのかを明確に理解してもらうことが重要です。そして，それぞれの事象が引き起こされた理由を根拠のある科学的なデータで分かりやすく説明し，農家に対しどのようにすればそれを解決できるかを理論的に示すことが重要だと考えます。支援会議では農場の改善に向けての自発行動を促すために，農家を支援するという立場で接し，改善されるまで一緒に歩んでいく姿勢を明確に示すことが重要です。改善後のモニタリングでは新たに生じた疑問点や問題点を解決するとともに，搾乳作業のラップタイムの計測などを行い，客観的なデータで改善を確認することが重要です。農場に対しなすべきことを明確に意識させることは，農家自らが改善行動をとるためのモチベーションを高揚させることにつながっていくものと思われます。

　このプログラムの有効性は，A農場の検診後1年間の成績にもみられるように，持続的なバルク乳体細胞数の低下と臨床型乳房炎の発生件数の減少を認め，検診前の「臨床型乳房炎を減らし，バルク乳体細胞数を10万個/mL台にする」という目標を達成したことから証明されました。しかし乳房炎防除効果の評価についてはもともと治療をおろそかにしていた農場の場合，検診後治療を実施することにより，見かけ上，検診後の乳房炎発生件数が一時的に増加することがあります。そのため，検診前後の乳房炎発生件数だけでなく，長期的な体細胞数の推移などの経過をみて総合的に評価する必要があると考えます。

　以上のことから，HACCPの考え方を取り入れた乳房炎防除管理プログラムは，データを客観的に分析し結果を分かりやすく提示することで，農家の理解度を効果的に高めることが示唆されました。また成果をモニタリングしながら検証していくことで，乳房炎低減

後の安定した成績の維持に寄与することが明らかとなりました。

■引用文献

1) Barnouin J, Bord S, Bazin S, et al. Dairy management practices associated with incidence rate of clinical mastitis in low somatic cell score herds in France. *J Dairy Sci*. 2005;88(10):3700-3709.

2) Barkema HW, Schukken YH, Lam TJ, et al. Management practices associated with the incidence rate of clinical mastitis. *J Dairy Sci*. 1999;82(8):1643-1654.

3) Barkema HW, Van der Ploeg JD, Schukken YH, et al. Management style and its association with bulk milk somatic cell count and incidence rate of clinical mastitis. *J Dairy Sci*. 1999;82(8):1655-1663.

4) Sérieys F, Raguet Y, Goby L, et al. Comparative efficacy of local and systemic antibiotic treatment in lactating cows with clinical mastitis. *J Dairy Sci*. 2005;88(1):93-99.

5) 安里章：乳房炎コントロールプログラム，生産獣医療システム　乳牛編1．全国家畜畜産物衛生指導協会．新制作社．東京．1998.

6) NMC: Procedures for Evaluating Vacuum Levels and Air Flow in Milking Systems, revised ed. National Mastitis Council Inc., Verona, WI, USA. 2004.

7) Cullor JS: Extension education programs, Pacific Congress on Milk Quality and Mastitis Control Proceedings. 2000. pp565-567.

8) Lévesque P: A milking poster you can customize: A tool to establish an individual standard operating procedure and to train new milkers. Pacific Congress on Milk Quality and Mastitis Control Proceedings. 2000. pp137-143.

9) 平井網雄：検定情報活用誌 G1，乳房炎のコントロールについて，4．社団法人北海道酪農検定協会．北海道．2006. pp69-86.

10) Farnsworth RJ: Integrating microbiology into mastitis programs NMC 21st Annual Meeting Proceedings. 1982. pp26-30.

11) NMC: Laboratory Handbook on Bovine Mastitis, revised ed. National Mastitis Council Inc., Madison, WI, USA. 1999.

（河合一洋）

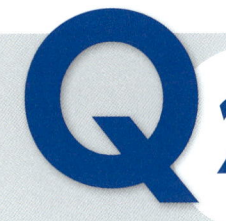

28 乳中の体細胞数と乳房炎の関係

乳房炎の判断基準に体細胞数をよく使います。今さら聞きにくいことですが，その乳房炎と体細胞数との関係について教えてください。また，乳房炎の牛の乳を見て獣医師がよく「ブツ」と言いますが，「ブツ」とはいったい何なのでしょうか？　教えてください。

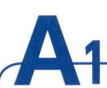

基礎系研究者の視点から

- ・乳汁中に含まれる体細胞には，白血球のほかに新陳代謝のサイクルにより古くなって脱落した様々な乳腺組織由来の細胞が含まれる。
- ・乳汁中の体細胞数増加は乳房炎の発症を判断するための有力な指標となるが，必ずしも細菌の排菌量（菌量）がそのまま体細胞数と比例するとは限らず，単純に重症度の判断指標にはならない。
- ・乳房炎発症の基準は国によって異なり，乳房炎と体細胞数の関係に関しては，まだ科学的に明確な閾値を設定できていない。

乳汁中の体細胞数とは

　体細胞とは生殖細胞（精子や卵子）以外の生体細胞を示します。そのため，乳汁中に含まれる体細胞には，好中球や単球といった白血球のほかに，新陳代謝のサイクルにより古くなって脱落した乳腺上皮細胞など様々な乳腺組織由来の細胞が含まれます。すなわち，どんなに健康な牛の乳汁であっても，体細胞がまったく含まれない，つまり「0個」であることはあり得ません[1]。一方で，乳房炎は，主に微生物などが侵入した時に起こり，その炎症反応や感染微生物を排除するために乳房の局所に好中球や単球などの白血球を集めて微生物と闘います。その結果，多くの白血球や炎症で脱落した上皮細胞が乳汁中に移行します。よって，乳汁中の体細胞数の増加は，乳房炎の発症を判断するための有力な指標となります。このように，乳汁中の体細胞数は乳房炎の発症を判断する基準としては有用です。しかし，乳房炎以外でも，牛の品種，年齢，ストレス，乳生産レベルおよび乳期など代謝や生理的な影響によって体細胞数が変動する場合があることから，乳汁中体細胞数の増加は必ずしも細菌感染による乳房炎の発症だけの要因が反映されるものとは限りません。

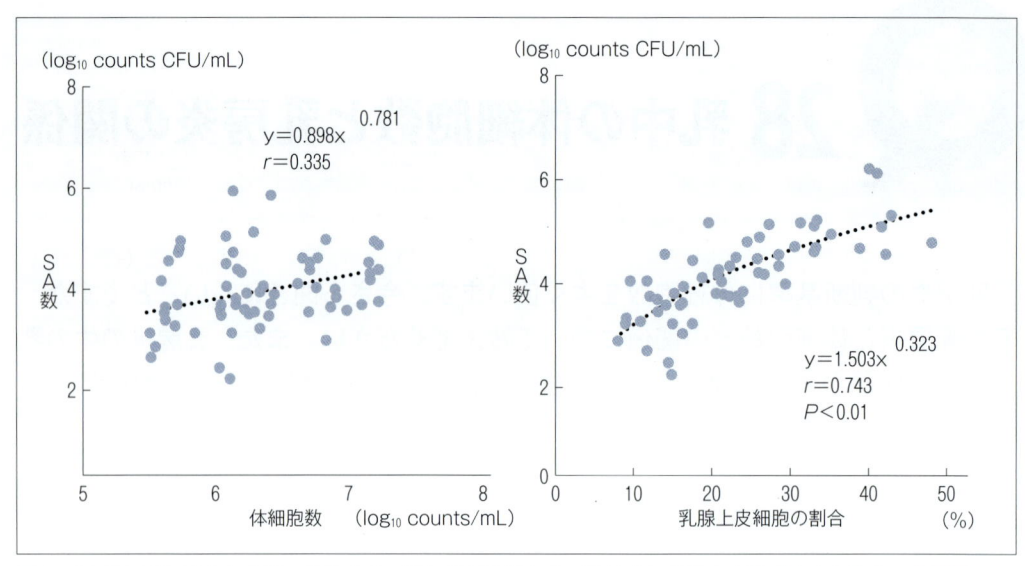

図1　SA 乳房炎罹患牛における乳汁中 SA 数と体細胞数および乳汁中に脱落した乳腺上皮細胞との相関図

乳汁中体細胞数と乳房炎の関係について

　乳房炎歴のない初産牛を用いて，黄色ブドウ球菌（*Staphylococcus aureus*：SA）を乳房内感染させた SA 乳房炎モデル牛を例に，乳汁中 SA 数と体細胞数および乳汁中に脱落した乳腺上皮細胞との相関を調べました（図1）。その結果，乳汁中 SA 数と体細胞数には相関がありませんでしたが，SA 数と乳汁中に脱落した乳腺上皮細胞にのみ焦点を当てると，その間は正の相関があることが明らかになりました[2]。このことから，体細胞数は乳房炎の発症指標として有用ではありますが，数値が高いからといって組織損傷や乳房炎の重症度が単純に反映されているわけではないといえます。

　また，健康な牛の体細胞数は 10 万個 /mL 以下といわれています。実際に，Schwarz らは体細胞数 10 万個 /mL を上回る乳汁中では健康な乳汁と比較してリンパ球の割合が減少し，好中球の割合が増加することを示しています[3]。しかしながら，体細胞数が 10 万個 /mL を上回る牛が必ずしも臨床症状を呈するわけではありませんので，乳房炎と体細胞数の関係に関しては，まだ科学的に明確な閾値を設定できていない，ということが現状だと考えています。

　乳汁中の体細胞数の増加は，微生物感染を伴う乳房内炎症によって多数の白血球が乳汁中に動員されることで起こるので，乳房炎発症の指標として有用であることは間違いありません。しかしながら，乳汁中体細胞は単一の細胞集団ではありませんので，複数の因子によってその値は変動する可能性があります。今後は，乳汁中体細胞の中身（リンパ球，単球，好中球および乳腺上皮細胞など）を精査し，乳房炎と体細胞数の関係を正確に判断できる乳房炎診断技術に向けた研究が必要になると考えています。

■引用文献

1) 林智人，菊佳男，尾澤知美：大切な乳牛を守る免疫のお話．デーリィ・ジャパン社．東京．2010．pp49–53.

2) Nagasawa Y, Kiku Y, Sugawara K. Exfoliation rate of mammary epithelial cells in milk on bovine mastitis caused by *Staphylococcus aureus* is associated with bacterial load. *Anim Sci J*. 2018;89(1):259-266.

3) Schwarz D, Diesterbeck US, König S, et al. Microscopic differential cell counts in milk for the evaluation of inflammatory reactions in clinically healthy and subclinically infected bovine mammary glands. *J Dairy Res*. 2011;78(4):448-455.

（長澤裕哉）

A₂ 臨床系研究者の視点から

- ・乳房炎乳汁のなかにみられる白～黄白色のブツと呼ばれる凝塊は，微細なものがわずかな量しかみられないこともあれば，大きな塊を含む多くの量がみられることもある。
- ・乳房内感染のない健康な分房乳汁の白血球はリンパ球の割合が高いが，炎症を起こした分房乳汁には好中球が多数浸潤する。
- ・凝塊には，死滅した好中球が多く含まれており，その細胞死は壊死やアポトーシスのほかに細胞外トラップ形成によって起きたものが含まれると考えられる。
- ・SA や *Mycoplasma bovis* は細胞外トラップによる捕捉から逃れる機能を持っており，これらの菌が乳房内から排除されにくいことと関係があるかもしれない。

ブツの構成成分について

　乳房炎乳汁のなかに白～黄白色のブツ（凝塊）が観察されることがあり，微細な凝塊がわずかにみられることもあれば，大きな塊を含む多くの量の凝塊がみられることもあります。健康な乳房内感染のない分房乳の白血球はリンパ球の割合が高いのですが，細菌が感染して炎症を起こした分房乳汁では好中球が多数浸潤し，その割合が高くなります。凝塊には浸潤してきた好中球が多く含まれており，リンパ球，マクロファージ，上皮細胞などの体細胞や感染した細菌も含まれます。これらの細胞から放出された物質も凝塊の構成要

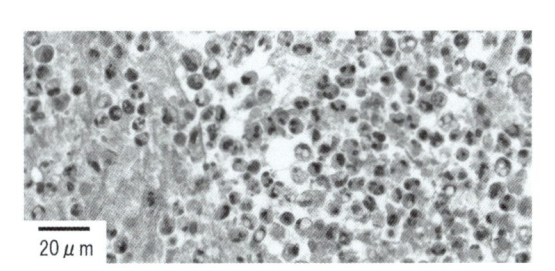

20 μm

カラー写真：12 ページ
HE 染色像

図1　SA 乳房炎乳に観察された凝塊の組織切片

素になると考えられます。

　凝塊のなかの好中球は死滅したものが多く，核が脱落したものもみられます（図1）。好中球の細胞死には壊死やアポトーシスのほかに細胞外トラップ（neutrophil extracellular traps：NETs)[1]の形成に伴うものが含まれると考えられています。細胞外トラップは好中球自らが細胞外に放出した核DNAが網目状に広がり，その上に殺菌性タンパク質であるヒストンやエラスターゼなどが配置された構造を持ち，細菌を捕捉して死滅させる働きがあります。しかし黄色ブドウ球菌（*Staphylococcus aureus*：SA）や*Mycoplasma bovis*はDNA分解酵素を自ら分泌し，細胞外トラップによる捕捉から逃れる機能を持っていることが報告されています[2,3]。このことが，これらの菌が乳房内感染から排除されにくいことと関係しているのかもしれません。

■引用文献

1) Brinkmann V, Reichard U, Goosmann C, et al. Neutrophil extracellular traps kill bacteria. Science. 2004;303(5663):1532-1535.
2) Berends ET, Horswill AR, Haste NM, et al. Nuclease expression by *Staphylococcus aureus* facilitates escape from neutrophil extracellular traps. *J Innate Immun*. 2010;2(6):576-586.
3) Gondaira S, Higuchi H, Nishi K, et al. Mycoplasma bovis escapes bovine neutrophil extracellular traps. *Vet Microbiol*. 2017;199:68-73.

（渡部　淳）

Q29 乳汁中抗菌タンパクと乳房炎

臨床型乳房炎の牛から採取した乳汁検体を診療所に持ち帰り細菌培養をしたのですが，菌が生えませんでした。乳汁中には抗菌タンパクがあると聞いたことがありますが，菌が生えなかったのは乳汁検体中の菌が抗菌タンパクの作用で殺菌されてしまったからでしょうか？　乳汁中の抗菌タンパクについて，教えてください。

A1 基礎系研究者の視点から

・乳房は抗菌タンパクを複数合成し，それらは細菌感染防御に重要な役割を果たしている。
・抗菌タンパクは細菌の侵入後直ちに分泌され，幅広い微生物種に対して抗菌性を示す。
・抗菌タンパクは合成・分泌部位が異なるだけでなく，分泌されるタイミングも異なっている。

乳房で合成されている抗菌タンパク

乳房は細菌感染を防ぐために免疫機能を有しています。免疫機能の1つである抗菌タンパクは，細菌の侵入後直ちに分泌され，幅広い微生物種に対して抗菌性を示すことから，細菌感染防御に重要な役割を果たしていると考えられています。

抗菌タンパク（ペプチド）にはディフェンシン，S100，カテリシジン（Cath）およびラクトフェリン（LF）などがあります（図1）。ディフェンシンの1つである lingual antimicrobial peptide（LAP）は，乳腺胞の上皮細胞で合成され，乳汁中に分泌されます（図2）[1]。また LAP は，大腸菌に対する抗菌性があることが確認されています。S100A7は乳腺胞よりも乳頭の部位で多く発現しており，乳汁中に分泌されます（図1, 2）[2]。しかし，ほかのS100タンパクであるS100A8は，乳房組織の細胞ではなく，乳中や組織内に存在している白血球から分泌され，それが乳汁中に分泌されます（図1, 2）。Cath も抗菌因子の1つで，白血球から乳中に分泌されます（図1, 2）[3]。Cath は，グラム陰性細菌から放出されたリポ多糖（LPS）に結合し，これによる過度の炎症（エンドトキシンショック）を抑制するといわれています[4]。LF も乳中に存在する有名な抗菌タンパクであり，乳腺胞の上皮細胞や白血球から分泌されます（図1, 2）[5]。

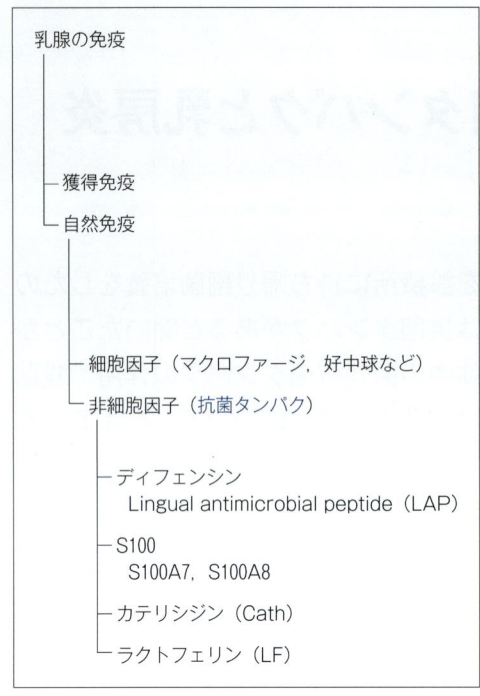

図1　乳腺の免疫と産生される抗菌タンパク

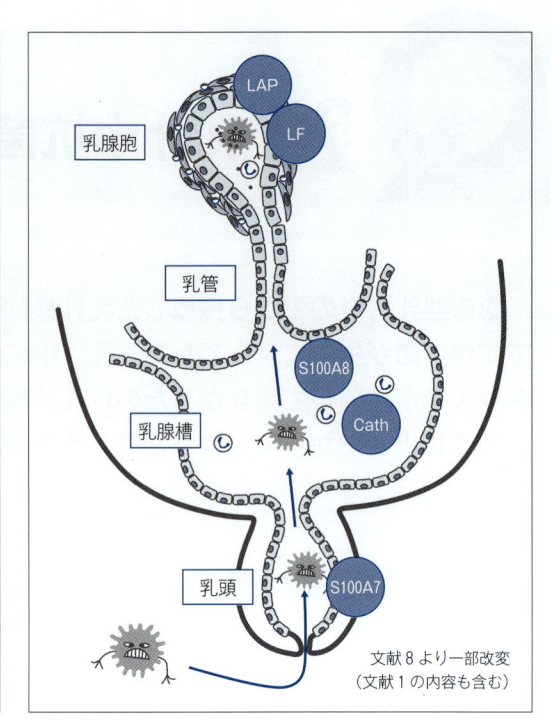

文献8より一部改変
（文献1の内容も含む）

図2　抗菌タンパクの合成・分泌場所

　以上のように，これらの抗菌タンパクは乳房の異なる場所で合成・分泌されていることから，協同して感染から乳房を防御していると考えられます。

炎症時の乳汁中抗菌タンパク

　また，乳房にリポ多糖を投与した後の乳汁中のLAPおよびLFの濃度変化を調べたところ，LAPの濃度はLPS投与2時間後には有意に上昇して3日後に減少しましたが，一方，LFの濃度はLPS投与1日後で初めて有意な上昇を示し，7日後でもかなり高い値を維持しました（**図3**）[5,6]。また，LAPは乳腺胞のほぼすべての乳腺上皮細胞で合成されていましたが，LFは一部の上皮細胞で合成されるだけで，両者を合成する細胞は異なっていました。したがって，抗菌タンパクは合成・分泌部位が異なるだけでなく，分泌されるタイミングも異なっていることが分かりました。

　さらに，抗菌タンパクは，乳房炎になったり人為的にリポ多糖で刺激したりすると，乳汁中の濃度が激増すること（**図4**）[7]から，乳房炎の予防のために重要な役割を果たしていると考えられます。

　以上のように，抗菌タンパクは乳房での免疫機能（特に自然免疫系）として不可欠で，感染を防御するための重要な役割を果たしていると考えられます。

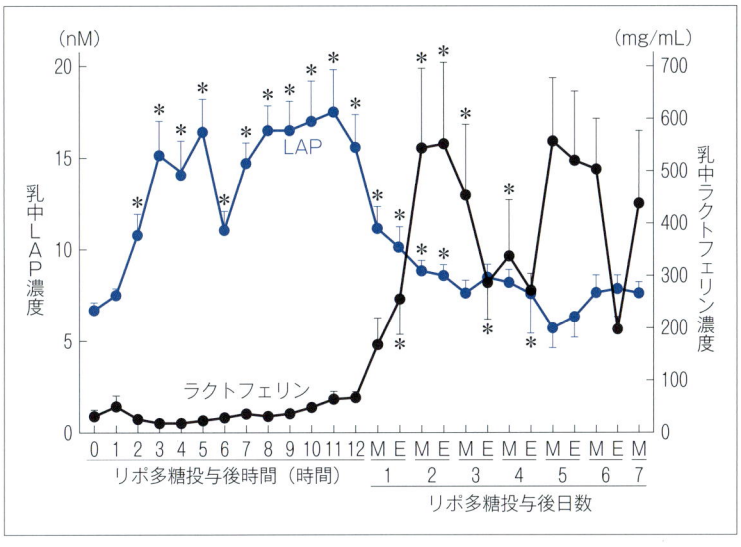

＊は投与前に比べて有意に高い。M：朝搾乳，E：夕方搾乳　　　　　　　　文献5より一部改変

図3　リポ多糖を投与した後の乳汁中LAPおよびラクトフェリン濃度変化

■引用文献

1) Isobe N, Nakamura J, Nakano H, et al. Existence of functional lingual antimicrobial peptide in bovine milk. *J Dairy Sci*. 2009;92(6):2691-2695.

2) Zhang GW, Lai SJ, Yoshimura Y, et al. Messenger RNA expression and immunolocalization of psoriasin in the goat mammary gland and its milk concentration after an intramammary infusion of lipopolysaccharide. *Vet J*. 2014;202(1):89-93.

3) Zhang GW, Lai SJ, Yoshimura Y, et al. Expression of cathelicidins mRNA in the goat mammary gland and effect of the intramammary infusion of lipopolysaccharide on milk cathelicidin-2 concentration. *Vet Microbiol*. 2014;170(1-2):125-134.

4) Scott A, Weldon S, Buchanan PJ, et al. Evaluation of the ability of LL-37 to neutralise LPS in vitro and ex vivo. *PLoS One*. 2011;6(10):e26525.

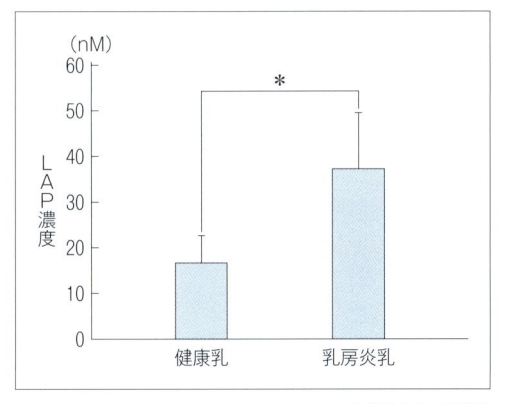

文献7より一部改変

図4　乳房炎になると乳中のLAP濃度が増加する

5) Huang YQ, Morimoto K, Hosoda K, et al. Differential immunolocalization between lingual antimicrobial peptide and lactoferrin in mammary gland of dairy cows. *Vet Immunol Immunopathol*. 2012;145(1-2):499-504.

6) Isobe N, Morimoto K, Nakamura J, et al. Intramammary challenge of lipopolysaccharide stimulates secretion of lingual antimicrobial peptide into milk of dairy cows. *J Dairy Sci*. 2009;92(12):6046-6051.

7) Kawai K, Akamatsu H, Obayashi T, et al. Relationship between concentration of lingual antimicrobial peptide and somatic cell count in milk of dairy cows. *Vet Immunol Immunopathol*. 2013;153(3-4):298-301.

8) Isobe N. Control mechanisms for producing antimicrobial factors in ruminant mammary gland. *Anim Sci J*. 2017;88(7):937-943.

（磯部直樹）

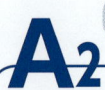

臨床系研究者の視点から

> ・現場で採取した乳汁を培地に播種し，培養しても細菌が検出されないことがしばしばある。
> ・一部の菌種において培養までの乳汁の保存時間が長くなると，乳汁中の抗菌タンパクにより生菌数が減少することがある。
> ・正確な検査結果を得るためには，乳房炎乳の採取後，速やかに培養を行うことが重要となる。それにより，乳房炎の治療や予防をより的確に行うことができる。

乳汁中抗菌タンパクと乳房炎

通常，乳房炎の診療時に，原因菌の特定のため乳汁を現場で採取して診療所へ持ち帰り，培地に播種して培養を開始しますが，その結果として細菌が検出されないことがしばしばあります。この原因は，①菌数が少ないこと，②病原体に対する培地の選択や培養方法が不適切であること，③病原体が細菌以外の微生物であること，④乳汁採取時に菌の排出がないこと，などが考えられます。

基礎系研究者の解説にもあったように，乳汁中には抗菌タンパクが含まれています。また，これらの濃度は乳房炎になると増加することも分かっています。乳房炎罹患牛から採取した乳汁に高濃度の抗菌タンパクが含まれている場合があることを考えると，乳汁の保存中にこれらの抗菌因子によって病原体が死滅してしまう可能性があります。そこで乳汁中の細菌数が検体保存中にどのように変化するのかを調べてみました。

乳中検体の保存による影響

高体細胞数を示す潜在性乳房炎の乳牛から乳汁を採取し，0，0.5，1，2，3，4および5時間室温で保存した後，直ちに5％ヒツジ血液トリプチケースソイ寒天培地に播種して病原菌の同定および生菌数の変化の調査を行いました。生菌が検出されない乳汁の割合は，採取直後では19.4％でしたが，3〜5時間保存すると，30％にまで上昇しました（**図1**）[1]。したがって，培養までの乳汁の保存時間が長くなるほど，生菌数が0になる検体数が増えることが分かりました。**図1**での値は生菌数が0になった検体の割合ですが，0にならないまでも生菌数が減少した検体があったことから，次に菌種別に保存中の生菌数の変化を調べてみました（**図2**）。その結果，大腸菌群（CO）では保存4時間後には保存前の約半分にまで減少しました。*Corynebacterium bovis*，Yeastおよびコアグラーゼ陰性ブドウ球菌（CNS）では，保存して30分後にはすでに保存前の60％以下にまで菌数が減少し，5時間後には保存する前の20％以下になりました。その他レンサ球菌（OS）は1時間以上

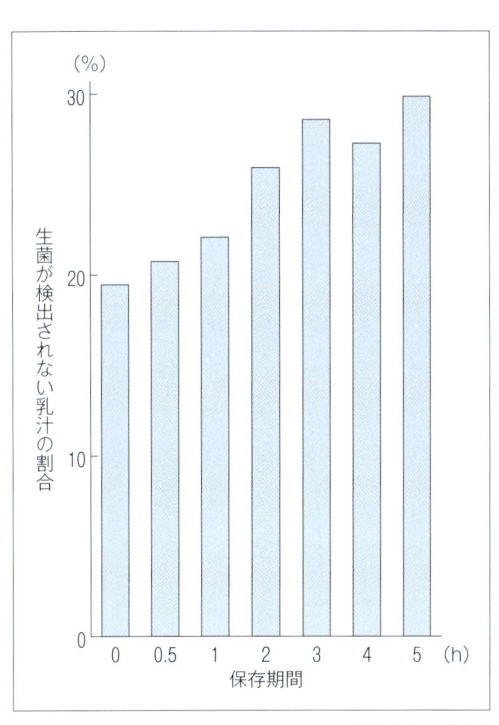

図1　乳房炎乳を0～5時間保存した時の生菌が検出されない検体の割合

（図2のグラフ内ラベル）

- Other Streptococci
- 大腸菌群（CO）
- *Corynebacterium bovis*
- Yeast like fungus
- Coagulase negative Staphylococci

＊：*P*<0.05

縦軸は保存前の菌数を100とした時の割合　　文献1より一部改変

図2　乳房炎乳を0～5時間保存した時の各菌種における生菌数の変化

保存すると有意に生菌数が減少しました。*Streptococcus uberis* は保存中に生菌数が減少しましたが，有意差が出るほどの減少ではありませんでした（**図3**）。黄色ブドウ球菌（*Staphylococcus aureus*：SA）も保存中に減少する傾向はありませんでした（**図3**）。これらのことから，保存中に生菌数が減少する菌としない菌があることが明らかになりました。

　続いて，保存中の生菌数の減少に抗菌タンパクによる影響があるのかを調べて

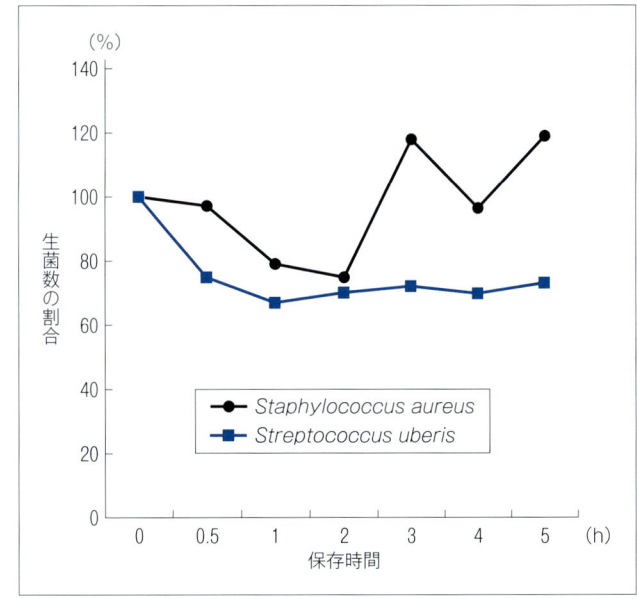

（図3のグラフ内ラベル）

- *Staphylococcus aureus*
- *Streptococcus uberis*

縦軸は保存前の菌数を100とした時の割合　　文献1より一部改変

図3　乳房炎乳を0～5時間保存した時の各菌種における生菌数の変化

みたところ，SAの場合でLFが高いと保存後の生菌数が減少することが分かりました。このことから少なくともSAは，保存中に乳汁中の抗菌タンパクによって生菌数が減少することが考えられました。

　以上のように，乳房炎の乳汁中には抗菌タンパクが含まれており，それらによって乳汁検体の保存により乳房炎の原因菌が検出されにくくなる状況がつくられることが明らかとなりました。このことから，乳房炎乳汁の細菌検査をする場合では，乳汁中の抗菌タンパク濃度が高くなっていることを考慮に入れて，できるだけ検体の採取後速やかに培養を行うことが正確な結果を得るうえで重要になることが分かりました。乳汁検体を長期間放置した後培養すると，分離した生菌数が少なくなるため有意菌を見逃しかねず，結果として誤った治療方針や指導方策を提示してしまう可能性があります。乳汁検体を採取後速やかに培養することで，乳房炎の病原体を正確に明らかにし，乳房炎の防除対策に役立てることができたらと思います。

■引用文献

1）Hisaeda K, Koshiishi T, Watanabe M, et al. Change in viable bacterial count during preservation of milk derived from dairy cows with subclinical mastitis and its relationship with antimicrobial components in milk. *J Vet Med Sci*. 2016;78(8):1245-1250.

（久枝啓一）

Q30 今後の研究について

乳房炎については少しずつですが，明らかになってきたことも増えてきていると思います。とはいえ，まだ分からないことも多く，これからも乳房炎の防除のために研究をしていかなければなりません。今後，どのように研究を行うとよいのでしょうか。教えてください。

A1 基礎系研究者の視点から

・乳房炎の予防には，すべてをおろそかにしない総合的な管理が大切である。
・乳房炎の絶対的な解決策（乳房炎の撲滅という意味で）などはないという考え方があることも事実である。
・乳房炎の基礎の研究では，現場を知ること，臨床では基礎の裏付けをとること，それを共有することで解決への糸口が見えてくる。
・乳房炎防除を科学的手法で解決できるものとして捉えていくことも重要である。

基礎系研究者の立場から思うこと

臨床現場の問題と基礎研究をうまく橋渡しするような話題提供ができないないだろうかと考えていた時，「乳房炎 Q and A」という切り口を与えてくれたある出来事がありました。だいぶ前の話になりますが，当時農林水産省の委託研究の一貫として，十勝地域の農場の視察に河合一洋先生と 2 人で伺ったことがありました。そのなかで，N 農場を訪問させていただいたのですが，そこのバルク乳の体細胞数が年間を通して数万個 /mL のレベル（それも若い数値の一桁台）で維持されていることに驚きました。それまでにも多くの農場を見てきましたが，N 農場の乳質のよさは群を抜いていました。もちろん「どうしてですか？」と尋ねたのですが，回答はたしか「当たり前のことを当たり前にやるだけ」というもので，これといった確固たる要因は見つからなかったように記憶しています。回答はすべてをおろそかにしないという総合的な管理が大切であることを暗に意味していたのでしょう。後日，2013 年の日本乳房炎研究会シンポジウム「牛群検定成績と現場実践経験から引き出す乳房炎の新たな研究課題」で，N 農場の飼養管理の仕方などについてご講演いただき，乳房炎を制御するヒント探しで会場は大いに盛り上がりました。

ただ，今でも絶対的な解決策（乳房炎の撲滅という意味で）などはないという考え方があるのも事実です。

　乳房炎には発症するという側面と，N農場のように発症しないという側面があります。N農場を訪問した時のことを思い出し，乳房炎の研究は現場で起こっている問題点を積極的に対象にすべきだと強く思うようになりました。以前，テレビの刑事ドラマで「事件は会議室で起きてるんじゃない！　現場で起きてるんだ！」というフレーズがありましたが，乳房炎もまさにその通りだと思います。乳房炎という問題は，基礎の研究では現場を知ること，臨床では基礎の裏付けをとること，そして，それを共有することで意味が出てきます。今では当たり前のこととなりましたが，この考え方は日本乳房炎研究会に根付いています。

　この考えに緑書房さんが共感してくださり，2014年に『臨床獣医』で「基礎と臨床で深めよう！　乳房炎 Q and A」の連載がはじまりました。本書は，連載を見直してさらに新しい設問を加えての出版となりました。本書をきっかけにして，乳房炎防除を科学として捉えることができるようになればと思っています。

（林　智人）

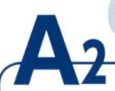

臨床系研究者の視点から

・乳牛の疾病の命題である乳房炎を理解するためには，広く畜産学を理解しておく必要もある。
・乳房炎の研究はほぼやり尽くしているようにみえるものの，何も明らかになっていないことも多い。
・現場に目を向けた研究を進めていくことが重要になる。

臨床系研究者の立場から思うこと

　乳房炎は現場の臨床獣医師にとって，悩みの多き疾病です。毎日農家と顔を合わせて，酪農家に寄り添い，一緒に解決の糸口を探し続けています。まさに乳牛の疾病の命題とも言っても過言ではありません。乳房炎を理解するためには，広く畜産学を理解しておく必要もあります。さらにひとつ解決すると次の課題が出てくるといったような，問題解決に終わりがないように思えてくるので，苦労は絶えません。最近，現場を見ていて感じることは，乳房炎の研究はほぼやり尽くしているようにみえるものの，何も明らかになっていないことも多いということです。今はやはり一つひとつの疑問を臨床現場で検証すること

が最も重要であることに気付き，現場の臨床獣医師と接点を持ちながら，少しずつ検証を行っている状況です。

　基礎系研究者にお願いしたいことは，現場に目を向けた研究を今後進めていただきたいということです。そのためには，実験室から飛び出て積極的に現場に出向いてもらいたいと思います。まずは臨床獣医師と一緒に，現場では何が起きていて，農家がどうしたいと考えているのかを共有し，一緒に悩んでいただきたいと思っています。そうすればきっと，今まさに何をやらなければいけないのかに気付き，現場に近いところでの科学の解明に貢献していただけるのではないかと考えています。

　現場の臨床獣医師は，基礎系研究者に自分たちだけでは解明できない科学的な分析を望んでいますし，一緒に手を携えて仕事をしていただくことを強く願っています。そしてまさに日本乳房炎研究会が，この分野の基礎系研究者と臨床系研究者が交流できる唯一の会として育ってきていますので，今後の学術集会への多くの方々の参加をお待ちしております。

（河合一洋）

索引

◆日本乳房炎研究会（Japanese Society of Bovine Mastitis）

　乳房炎は牛の疾病のなかで最も発生数が多く，乳量の低下，抗菌薬などの治療費，感染牛の廃用など経済的な損失は年間 800 億円と推定され，環境に対する負荷も多大であることから，我が国のみならず世界的にその防除，早期診断，治療に関しては，永年多くの研究者によって研究がなされてきました。しかしながら，これまでの多くの努力にもかかわらず，有効な防除法が確立されておらず，乳房炎発生は減少しているとはいえないのが現状です。乳房炎発生の原因と誘因は多岐にわたり，さらにそれらが複雑に関連していることから，問題点を一つひとつ的確に解決していくことが，新しい治療法や予防法の開発につながると確信しています。

　一方で，個々の酪農経営体の中で，専門家と協力し，乳房炎発生の原因を突きとめ，排除し，そして実際に乳房炎を上手にコントロールしている酪農家も，多数存在しています。このことは，乳房炎対策には研究者・技術者などの専門家と酪農家の連携が不可欠であることを意味します。また，乳房炎の発生と解決すべき問題の様相は時代とともに変化していることから，乳房炎の防除には，酪農家サイドの現状を把握・整理し，現状の問題に側した研究をしていくことが重要となります。

　日本乳房炎研究会は，我が国の乳房炎防除に関する研究を発展させることを目的とし，1997 年に設立されました。毎年開催している学術集会も 2018 年度には第 23 回を迎えます。現在では単に学術的な研究にとどまることなく，生産現場から発信される問題提起の場，あるいは関連企業との情報交流の場としても機能しています。

　乳房炎防除の技術をさらに発展させるためには，地方協議会や研究者，生産者，酪農指導者，獣医師，関連企業など様々な立場の方々との連携協力が必要です。本研究会の活動趣旨をご理解いただき，是非ご入会をお願い申し上げます。

●日本乳房炎研究会は以下の活動を行っています
・学術集会・総会の開催
・研究会誌の発刊
・乳房炎防除に関する企業を含めた情報交換
・実地の調査研究と国内外に向けての情報発信
　など

［連絡先］
〒 980-0845
宮城県仙台市青葉区荒巻字青葉 468-1
東北大学大学院農学研究科　内
日本乳房炎研究会事務局
事務局長：林　智人
電　話：022-757-4314
FAX：022-757-4315
E-mail：nipponmastitis@ml.affrc.go.jp
http://www.agri.tohoku.ac.jp/keitai/nyubou/index-j.html

◆地方協議会
・十勝乳房炎協議会（TMC）
・ウシマイコプラズマ感染症専門委員会（BMP）
・東北乳房炎協議会
・Bovne Mastitis Research（BMR）
・中四国乳房炎協議会
・熊本県乳房炎協議会

監修者

河合一洋 (かわい　かずひろ)

麻布大学 獣医学部 獣医学科 衛生学第一研究室 准教授。

1987 年酪農学園大学 大学院獣医学研究科 修士課程修了，同年 帯広市農業共済組合に入組，合併を経て 1990 年より十勝農業共済組合に勤務，2009 年麻布大学へ移り現在に至る。臨床経験を活かしながら，現場に還元できる研究を目指して乳房炎の研究を行っている。主な著書に『牛の乳房炎治療ガイドライン』（分担執筆，緑書房），『獣医内科学 第 2 版』（分担執筆，文永堂出版），『牛病学 第三版』（分担執筆，近代出版），『動物衛生学』（分担執筆，文永堂出版）。訳書に『牛の乳房炎』（監訳，デーリィマン社），『牛の乳房炎コントロール』（共訳，緑書房）ほか。

林　智人 (はやし　ともひと)

国立研究開発法人 農業・食品産業技術総合研究機構 動物衛生研究部門 病態研究領域 寒地酪農衛生ユニット長。

1994 年東京農業大学大学院 農学研究科で農学博士取得。東京女子医科大学 医学部，中外製薬東京免疫薬理研究所，アルバート・アインシュタイン医科大学（米国），東京理科大学 生命科学研究所を経て，2008 年より現職。一貫して免疫を基礎とした乳房炎の発症機序の解明および防除を目指したテーマで研究を行っている。主な著書に『大切な乳牛を守る免疫のお話』（編著，デーリィ・ジャパン社），『獣医内科学 第 2 版』（分担執筆，文永堂出版），『牛病学 第三版』（分担執筆，近代出版），『動物用ワクチンとバイオ医薬品』（分担執筆，文永堂出版），『動物微生物学・動物感染症学』（分担執筆，インターズー）。

牛の乳房炎 Q & A

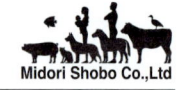

2018 年 11 月 1 日　第 1 刷発行 ©

編　者	……………	日本乳房炎研究会
監修者	……………	河合一洋，林　智人
発行者	……………	森田　猛
発行所	……………	株式会社 緑書房
		〒 103-0004
		東京都中央区東日本橋 3 丁目 4 番 14 号
		TEL 03-6833-0560
		http://www.pet-honpo.com
編　集	……………	小島菜々，石井秀昌
カバーデザイン	………	メルシング
印刷所	……………	アイワード

ISBN 978-4-89531-354-4　Printed in Japan
落丁・乱丁本は弊社送料負担にてお取り替えいたします。